産婦人科学読本

エストロゲンと女性のヘルスケア

著
武谷雄二 東京大学名誉教授

生殖と健康の鍵を握るホルモンの謎

MEDICAL VIEW

本書では，厳密な指示・副作用・投薬スケジュール等について記載されていますが，これらは変更される可能性があります．本書で言及されている薬品については，製品に添付されている製造者による情報を十分にご参照ください．

The Widespread Role of Estrogen in Reproduction, Human Behavior, Health, and Disease

（ISBN 978-4-7583-1245-5 C3047）

Author : Yuji Taketani

2015. 3. 10 1st ed

©MEDICAL VIEW, 2015
Printed and Bound in Japan

Medical View Co., Ltd.
2-30 Ichigaya-hommuracho, Shinjuku-ku, Tokyo, 162-0845, Japan
E-mail ed@medicalview.co.jp

序　文

　"エストロゲン"は多くの人にとって最も馴染みのあるホルモンであり、ホルモンといえばエストロゲンととらえる向きも多い。一方、エストロゲンは女性のからだや女性らしさ、さらには女性の病気と密接に関連していることから通称、"女性ホルモン"としてよく知られている。

　従来のエストロゲンに関するわれわれの理解は、卵巣で作られるホルモンで、女性としての体型や生殖機能に関係するものであり、エストロゲンの分泌の乱れがさまざまな月経の異常、不妊、更年期障害、子宮の病気などの原因となるということに限られていた。しかし最近の数十年間にエストロゲンに関する研究はめざましく進み、骨をはじめ血管、脳、筋肉など全身の多くの臓器や組織の機能に影響し、さらに糖や脂質の代謝にまで関係することが明らかとなった。また女性ホルモンといえども男性においても性機能をはじめ全身に作用することも示された。この結果皮肉なことに、エストロゲンとは一体何をしているのかということがむしろ混沌としてきた。

　エストロゲンの作用の多様性が明らかになるにつれ、エストロゲンを扱う研究分野は急速に増してきた。その結果、専門家の手によるエストロゲンに関する解説書の多くは、当該研究領域に関わっている専門家のみが興味を示し理解できるような非常に限定したテーマを扱うようになっている。世に言う専門家の"たこつぼ化"である。現在、エストロゲンに関する最先端の研究に邁進している多くの専門家は、エストロゲンの"真の姿"を視野に入れることなく、エストロゲンの一断面の研究に浸らざるを得ない状況にある。

　人を含むさまざまな動物は環境の変化に応じて、一定の方向性をもって進化を遂げてきた。人類は個体の生涯の充実や個性的な生き方に高い価値を置いている。これはすばらしいことではあるが、見方を変えると、そもそも動物の仲間であるわれわれの身体のしくみは、動物と同様に生殖の営みが確実に効率的に進行するようにできあがっている。それを仕切ってい

るのがエストロゲンということになる。従って、生物学的にはわれわれの身体は子孫を残すために必要で十分なように作られており、無意識下ではあるが身体全体が何らかのかたちでエストロゲンに支配されていることになる。そのため男女特有の性格や行動様式、あるいは異性に魅かれる、あるいは異性を惹きつける身体の形態や言動、育児本能などはエストロゲンが陰に陽に関係していることになる。また女性が男性より長生きすること、男女での病気の違いなどもエストロゲンの作用が背景にある。つまり男女の社会的な存在性、価値観、行動、病気のリスクなどはエストロゲンの関与を考えると異なった側面が見えてくる。このことは病気の予防や治療にもヒントを与えることにある。このようにエストロゲンは人類の生存や生殖と深く関わっている。

　人は自分の意志ですべてをコントロールできると思いがちである。しかし、エストロゲンの役割や作用を学ぶと、高度な文明を築くことで自然を克服したかにみえる人類といえども、心身ともにエストロゲンに制御されているところがあまりに大きいことに気づく。人類も当然のことながら自然界に棲息する動物であり、自然とともに、あるいは自然の一部として生かされ、命脈を保っているということを実感せずにはいられない。われわれがエストロゲンにより制御されていることを理解することは、社会における男女の役割、女性の生き方、少子化問題などを考えるうえでも参考になるだろう。

　エストロゲンは生体内のみで産生され作用するという物質ではなく、植物をはじめ多くの食品に含まれており、食生活を通じていやおうなしにわれわれの健康に影響をもたらしている。また、近代化を遂げた人間の営みにより環境中にもエストロゲンと似た作用を発揮する物質が多数検出されており、多くの動物の性の分化や繁殖力に変化を生じせしめているという懸念がもたれている。おそらく、人類の未来への影響も完全にぬぐいさることはできない。つまり、他のホルモンと異なり、好むと好まざるにかかわらずエストロゲンはわれわれの環境や食生活と深く関わっており、もは

や、個々人がエストロゲンに関する基礎的な知識を持たないと、安全で健康的な生活をめざすことができないといえる。その意味でもエストロゲンの専門家の間では常識であることが、より多くの方々にも拡散させていく必要がある。このことは著者の意図したことのひとつである。

　本書では「エストロゲンとはどういうものなのか」ということに関し、包括的にしかも平易に解説し、できるだけ多くの人々に理解していただくように試みた。あくまでもエストロゲンの焦点を当てたが、エストロゲンは男性ホルモンと対比させることでより理解が深まることから、適宜男性ホルモンについても触れている。さらに、エストロゲンが関わる高度な専門領域に没頭されている専門家同士の基本知識の共有ということも本書のめざすものである。そのために多くの医学書や学術書とは異なった記述となり、しかも全体的な理解を容易にするために、多少叙述的な記述を試みた部分があることをお断りする。だが、記述の学術性にも意を注ぎ、個々の内容は科学的に証明された事実に即して話を展開することを心がけた。

　以上述べてきたように、本書は生殖医療や婦人科領域に関わっている医師ならびに医療関係者、女性のヘルスケアに携わる方々、内分泌学をはじめ広く生命科学分野の研究者などに加え、一般の方々にも、エストロゲンの全体像を知っていただきたいという思いで上梓したものである。また、多くの方がエストロゲンという物質を通してわれわれの身体のしくみの複雑さや巧妙性に驚嘆し、生命体の調節系のからくりに対して好奇心を呼び起こしていただければ望外の幸せである。

2015年1月吉日

武谷　雄二

産婦人科学読本

エストロゲンと女性のヘルスケア
生殖と健康の鍵を握るホルモンの謎

序文

■1章　エストロゲンとは何か　……………… 14

エストロゲンとはどういう物質なのか　14

　　エストロゲンとは　14
　　エストロゲンには数えきれないほどの種類がある　14
　　体内に存在する代表的なエストロゲンは３種類ある　15
　　エストロゲンはどこで作られるのか　18

エストロゲンはどのような働きをするのか　22

　　女性ホルモンとは　22
　　女性の生涯においてエストロゲンは変動する　22

■2章　性と生殖を司るエストロゲン　……………… 24

エストロゲンは生殖のコンダクター　24

　　エストロゲンは生殖能力の獲得・妊娠・子育ての主役　24
　　受精・着床へのエストロゲンの役割　24
　　妊娠・分娩・授乳へのエストロゲンの役割　25
　　母性・育児へのエストロゲンの役割　26
　　エストロゲンの見えざる指示　27
　　女性の外見的魅力の仕掛けは生殖能力の反映　28
　　ヒトに発情期はあるのか　29
　　エストロゲンの作用を打ち消す理性と本能　30
　　男女の結びつきは性ホルモンに操られたもの　31

男性ホルモンの役割　34

　　男性ホルモンとは　34
　　男性ホルモンは性欲と関係する　34
　　男性ホルモンは女性への接近と母子を守る行動に駆り立てる　35
　　子供が生まれるとテストステロンが低下する理由　36

もくじ

胎児期の性ホルモンが心と性を決める　38
- 胎児期の男性ホルモンの有無で男女が決定する　38
- 身体と心が男性となるには男性ホルモンとエストロゲンが必要　39
- 脳の性分化には環境も関与　41
- 胎児期の性ホルモン作用と身体と心の性の不一致　41

エストロゲンと男性ホルモンは男女とも必須　43
- 男性にとってエストロゲンは不要なのか？　43
- 女性にとって男性ホルモンは不要なのか？　44

■3章　エストロゲン作用の多様性の秘密　……　46
- 生殖とは個体全体の総合作業　46
- エストロゲンとは単一ではなく集団である　47
- 血中の蛋白質がエストロゲン作用を調節する　48
- エストロゲンはさまざまな組織で作られる　49
- ホルモン分泌のフィードバック機序：エストロゲンの特異性　50
- 標的組織におけるエストロゲンの作用様式の多様性
　　　　　　　　　　　：複数の受容体の意義　52
- エストロゲンは他のホルモンの作用を調節する　54

■4章　女性の一生とエストロゲンの関わり　………　56

思春期とエストロゲン　56
- エストロゲン分泌は思春期から急に高まる　56
- 世界的に思春期の開始が早まっている可能性がある　56
- 女児の肥満は思春期を早める　57

月経とエストロゲン　58
- 月経はエストロゲンにより生じる　58
- 月経周期に伴うエストロゲンの変動と女性の行動　58
- 無月経になる理由　60

妊娠とエストロゲン　*62*

妊娠の成立には母体卵巣由来のエストロゲンが不可欠　*62*
妊娠 8 週以降は絨毛細胞（胎盤）でエストロゲンが産生させる　*62*
妊娠中に増えるエストロゲンは胎児の副腎・肝臓と胎盤との
　　　　　　　　　　　　　　　　　共同作業で作られる　*63*
エストロゲンの母体に対する作用　*66*
エストロゲンの胎児に対する作用　*66*
分娩発来のメカニズムとエストロゲンの関わり　*67*
ヒトはなぜエストリオールを作るのか　*70*

更年期とエストロゲン　*73*

更年期障害とは　*73*
更年期障害にはエストロゲンは最も有効　*74*
閉経年齢が早い女性は脳卒中や心臓病などに注意　*75*
閉経が早まる要因　*76*
両側の卵巣を摘除するとその後の健康に影響するのか　*76*

若さとエストロゲン　*78*

エストロゲンは抗老化ホルモンか　*78*
エストロゲンは皮膚の若さを保つ　*78*

■5章　女性のヘルスケアとエストロゲン　………　*80*

健康とエストロゲン　*80*

エストロゲンは健康の陰の主役　*80*
エストロゲンが低下するとどうなるのか　*80*

女性はなぜ長生きなのか　*82*

女性が男性より長生きする理由　*82*
女性が長生きする生物学的合理性　*83*

食欲とエストロゲン　*85*
エストロゲンは食欲を低下させる　*85*
エストロゲンは脳に作用して食欲を調節する　*86*
女性が甘いものを好むのはエストロゲンのせいなのか　*86*

食事とエストロゲン　*88*
食物中にもエストロゲンがある　*88*
がんの予防につながる食事とエストロゲン　*90*

飲酒とエストロゲン　*92*
飲酒はエストロゲン濃度を高める　*92*
アルコール飲料水はエストロゲン様物質を含む　*92*
飲酒の不妊への影響　*93*
飲酒の乳がんへの影響　*94*

アスリートと性ホルモン　*95*
女子アスリートのパフォーマンスとエストロゲン　*95*
男性ホルモンは運動競技能力を増す　*96*
男性ホルモンはドーピング剤にあたる　*96*
アスリートと男性ホルモン　*98*
男性ホルモンの分泌が多い女性は？　*99*

■6章　さまざまな組織・代謝へのエストロゲンの作用 … *102*

骨・筋肉とエストロゲン　*102*
骨の成長を促すも止めるのもエストロゲン　*102*
エストロゲンは骨のカルシウムを増やす　*103*
妊娠・授乳中のエストロゲンの"至妙な業"　*105*
エストロゲンの低下は筋力の低下に結びつく　*106*

糖代謝とエストロゲン　*107*
エストロゲンは糖代謝を改善する　*107*
閉経後には糖尿病のリスクが高まる　*109*
女性では男性ホルモンの増加、男性では低下に注意　*109*

脂肪代謝とエストロゲン　*110*
- エストロゲンは皮下脂肪を増やす　*110*
- エストロゲンと皮下脂肪が生殖機能を高める　*111*
- 妊娠を無事に乗り切るための皮下脂肪　*114*
- エストロゲンが内臓脂肪の蓄積を防ぐ　*114*
- エストロゲンが全身のエネルギー代謝を制御する　*115*

血管とエストロゲン　*116*
- エストロゲンは血管の老化を防ぐ　*116*
- エストロゲンと脂質代謝を改善して血管を保護する　*118*
- エストロゲンはうまく使うと心血管系の病気を防ぐ　*119*

■7章　脳とエストロゲン　*120*

脳・性格・行動とエストロゲン　*120*
- 脳機能に深く関わるエストロゲン　*120*
- 脳内でも産生されるエストロゲン　*120*
- 性格に影響をもたらすエストロゲン !?　*122*
- テストステロンは脳でエストロゲンに転換される　*123*
- 職業を左右する女性のテストステロン !?　*124*
- エストロゲンは禁煙を困難にする !?　*126*
- 薬物乱用に陥りやすくするエストロゲン　*127*

■8章　エストロゲンと疾患の関わり　*128*

エストロゲンは病原菌を追いやる　*128*
- 生殖器から病原菌の侵入を防ぐエストロゲン　*128*
- 外部の有害因子から守るエストロゲン　*129*
- 免疫関連疾患へのエストロゲンの対応　*132*

婦人科疾患とエストロゲン　*134*
- 婦人科疾患に関与しているエストロゲン　*134*
- 子宮体がんに関与しているエストロゲン　*135*
- 乳がんに関与しているエストロゲン　*137*

女性に多い疾患とエストロゲン　*138*
　エストロゲンの変化と片頭痛　*138*
　エストロゲンの変化と喘息　*140*
　エストロゲンの変化と胆石　*141*
　エストロゲンの変化と腸の運動異常　*142*

生活習慣と女性のがん　*142*
　女性の肥満はエストロゲンが増え、がんのリスクが高まる　*142*
　運動はエストロゲンを下げ、乳がんが減る　*143*

精神・神経疾患とエストロゲン　*144*
　女性のうつとエストロゲン　*144*
　アルツハイマー病とエストロゲン　*145*
　統合失調症とエストロゲン　*147*
　自閉症とエストロゲン　*148*
　てんかんとエストロゲン　*149*

日内リズムの乱れとエストロゲン依存性がん　*150*
　夜間に分泌されるメラトニンは生殖機能を調節する　*150*
　メラトニンは乳がん、子宮体がんなどに抑制的に働く　*151*
　夜勤は乳がんや子宮体がんのリスクを高めるのか　*152*

エストロゲンは男性の疾患にも影響　*154*
　前立腺肥大症とエストロゲン　*154*
　前立腺がんとエストロゲン　*155*
　男性の乳がんとエストロゲン　*156*

エストロゲン関連製剤と疾患　*156*
　エストロゲン製剤はどのように利用されているか　*156*
　エストロゲン製剤で気を付けること　*157*
　抗エストロゲン薬とは　*159*

■9章　自然界や環境中のエストロゲン ……………… 164

自然界とエストロゲン　164
エストロゲン様物質はすべての生物にある　164
植物とエストロゲン　164
昆虫とエストロゲン　165
エストロゲン作用がある物質は生物全体へ影響する　167

植物エストロゲンとは　168
植物エストロゲンは動物の生殖機能に影響する　168
なぜ植物のエストロゲンはヒトに働くのか　170
さまざまな疾患の予防効果が期待されている
　　　　　　　　　　植物エストロゲン　171

腸内細菌と植物エストロゲン　174
腸内細菌は植物エストロゲンを強力にする　174
腸内細菌によりエストロゲンに変わる物質がある　175
腸内細菌は前立腺がんを予防できるのか　175

内分泌かく乱物質・環境ホルモン　177
内分泌かく乱物質とは　177
内分泌かく乱物質にはどういうものがあるのか　178
内分泌かく乱物質の汚染はなぜ怖いのか　180
健康への影響にはどのようなものがあるのか　181

参考文献　184

あとがき

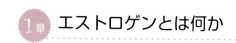

エストロゲンとはどういう物質なのか

エストロゲンとは

　エストロゲン（estrogen）は主に卵巣から分泌されるホルモンで、思春期には女性らしい体型を作り、月経を起こし、子宮、腟、乳房などの発育を促し、妊娠、授乳が可能な状態にする役目を負っている物質である。さらに、妊娠の進行、胎児の発育、出産などでは中心的な役割を演じる。

　エストロゲン作用を表す物質は、体内に複数存在している。これらの物質はそれぞれ固有の物質名があるが、いずれもエストロゲン作用を共有しているためエストロゲンと総称されている。ちなみに、エストロゲン作用とは古典的には腟の細胞に特有の変化を起こす、あるいは子宮を大きくさせる作用と理解されていた。

　体内で作られるエストロゲンとして最も作用が強力なのは17-βエストラジオール（17-β estradiol）であり、17-βエストラジオールと似た生物作用をもつ物質を総称してエストロゲンと定義している。

　なおエストロゲンは、動物において発情の引き金となることから発情ホルモンともいわれる。また、その主要な産生部位が卵巣の卵胞であることから、卵胞ホルモンともよばれている。俗称として、女性ホルモンとしてよく知られているが、この場合には同じく卵巣で作られる黄体ホルモンを含めることもある。

エストロゲンには数えきれないほどの種類がある

　1980年代以降、エストロゲンに関する研究が長足の進歩を遂げ、エストロゲン作用は従来の生殖器に限定した作用以外にも全身に及んでおり、多岐にわたることが次第に明らかにされた。

　従って、17-βエストラジオールと似た作用といっても、その作用があまりに多彩なため、作用がすべて似ている物質というのはそれほど多くはない。また、作用の強さも千差万別である。少なくとも、17-βエストラジオールの作用の一部を共通する物質をエストロゲンとみなす（広義にはエストロゲンはこのように定義されている）と、ヒトの体内には多数存在する。これらの多くは、エストラジオールやエストロンが分解される過程で生じた物質（代謝物）である。またそれぞれの動物には種特有のエスト

ロゲン（様物質）がある。さらに、植物にも多様なエストロゲンがある。また人工的に合成されたエストロゲン、あるいは、人類の営みにより環境中に出現した環境エストロゲン（環境ホルモン）など、きわめて多くの物質が、17-βエストラジオールの作用スペクトラムの一部を共有していることがわかった。なお、ある物質がエストロゲンに属するか否かは、化学構造で決まるのではなく、その生物学的効果により規定される。

さて、エストロゲンは代表的なホルモンである。本来ホルモンとは、体内で作られて血液によって運ばれ、産生部位から離れた部位に作用する物質である。この意味では、環境中にあるエストロゲンは厳密にはホルモンではない。植物には血液はないが、植物エストロゲンは植物自体に対してなんらかの作用を発揮しており、植物のホルモンともいえる。このように、生体内に存在しない物質も広義にエストロゲン、あるいは、エストロゲン様物質などとよばれるようになってきた。現在、生体内外で知られているエストロゲンは数えきれないほどあり、未知のエストロゲンも含めると、いったいいくつあるのか見当もつかない。

体内に存在する代表的なエストロゲンは3種類ある（図1）

体内にあるエストロゲンで、最も活性が高いのは17-βエストラジオールであり、それに次いで、エストロン（estrone）がある。これらは、細胞から分泌された後に相互に転換し合う。臨床的にエストロゲンといえば、この2つのうちのいずれかである。

妊娠中は、母児ともに高濃度のエストロゲン状態にさらされているが、妊娠中に優位となるエストロゲンはエストリオール（estriol）で、非妊時にはほとんど存在しない。なお、エストリオールは、主に胎児副腎から出る物質をもとに胎盤で作られる。胎盤は、主に子宮に由来する細胞（脱落膜細胞）と、胎児に由来する絨毛細胞で構成されており、胎盤でエストリオールを合成する細胞は絨毛細胞である。つまり、妊娠中に母体、および胎児で増えているエストロゲンであるエストリオールは、厳密には胎児が作っていることになる。なお、エストリオールはエストロゲンとしての活性は比較的弱い。

"エストロゲンとしての強弱"とは、あくまでも子宮や乳腺に対する作用の強さである。最近、エストロゲン活性が低い、あるいは活性がないとみなされてきたエストラジオールの代謝物のなかに、これまで知られてき

たエストロゲン作用とはまったく異なった作用を示すものがあることが明らかにされた。従って、妊娠中に増えるエストリオールは、活性が弱いとはいっても、妊娠維持や胎児の発育に重要な未知の作用を有している可能性は否定できない。

17-βエストラジオールやエストロンは、体内でさまざまなステップを経て分解されるが、分解に至るまでの過程で多数の中間代謝物が存在する。その各々が、さまざまな程度のエストロゲン活性を有する（もちろん17-βエストラジオールやエストロンよりも弱い）。しかし興味あることに、エストリオールや、おそらくエストラジオールの中間代謝物のあるものは、単独ではエストラジオールよりは弱い作用を発揮するが、エストラジオールやエストロンと共存すると、それらと部分的に拮抗する[1]（図2）。しかも、エストラジオールとの相互作用の程度は、各代謝物でそれぞれ異なってい

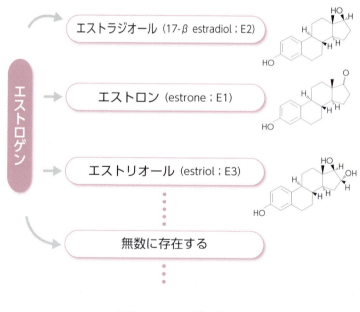

図1　エストロゲンとは

ると考えられている。さらに複雑なことに、エストラジオールの代謝物の一種（図2の代謝物Aに相当）には、単独で存在するとある細胞に対してはエストロゲンのように振舞うが、別の細胞に対しては、エストラジオールと逆向きの作用を示すものがある[2]（注）。このように、エストロゲンと総称されていても、その作用のしかたはまちまちである。このことから、ある女性において身体全体にどのくらいエストロゲンが作用しているかをみたくても、代表的なエストロゲンである17-βエストラジオールのみを測定しても、さまざまな代謝物の影響もあり正確には評価できないことになる。

注：エストロゲンには多様な作用がある。エストラジオールの作用と逆に作用する物質でも、異なった作用をみてみると、エストロゲン様の作用があり、さらに別の作用を調べると、まったく効果がないということがある[3]。

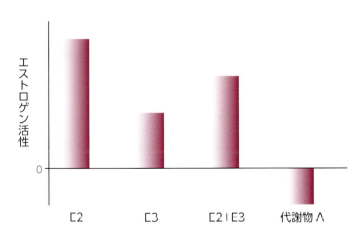

E2：エストラジオール
E3：エストリオール

図2　エストロゲンの合成経路

エストロゲンはどこで作られるのか

　エストロゲンは、コレステロールを原料として合成されている。図3にその合成経路を示す。コレステロールは生命誕生のその基本となる構成成分であり、いわば生命にとって基本的な物質である。あらゆる生物はこのコレステロールを利用してエストロゲンを作ることが可能となるのである。

　エストロゲンは生物の進化に伴い、さまざまな形に変化してきた。ヒトでは最も活性の強いエストロゲンは女性の場合、17-βエストラジオールで主として卵巣で作られる。なお副腎では男性ホルモンが作られ、一部はエストロゲンに転換される。卵巣で作られたエストロゲンは血液中に移行して全身に作用する。また、脳、乳腺、骨、脂肪組織、皮膚など多くの組織においては局所的に産生され、主に産生された局所に限定して作用している。

　なお、コレステロールから作られるホルモンはステロイドホルモンといわれ、エストロゲン以外に男性ホルモン、黄体ホルモン、副腎皮質由来のホルモン（グルココルチコイド、アルドステロン）などがある。エストロ

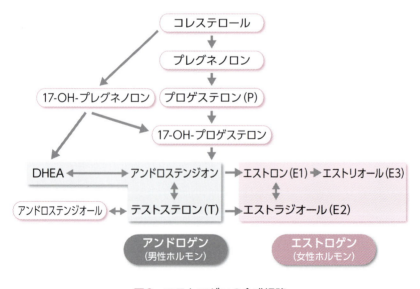

図3　エストロゲンの合成経路

ゲン、男性ホルモン、黄体ホルモンは主に生殖に関係することから性ステロイドホルモンとよばれている。これ以外に、オキシトシン、成長ホルモン、プロラクチンなどのペプチドホルモン、甲状腺ホルモン、アドレナリンなどのアミノ酸誘導体など多数存在している。

エストロゲン主要産生部位である卵巣では、卵胞内で卵を取り囲むように存在している顆粒膜細胞からエストロゲンが分泌される（図4）。このエストロゲン産生量は、排卵直前にピークとなる。排卵前に顆粒膜細胞の数

コラム　エストロゲンの語源

英語では、発情期を"estrus"という。"estrus"はギリシャ語"oistros"からの派生語でアブなどの昆虫を意味し（英語ではgadfly）、アブがウシの周りをぶんぶん飛び回ったり、刺すことで、ウシがあたかも発情期を迎えたように興奮することから、発情や熱という意味をもたせたのであろう。

エストロゲン（estrogen）の語源は"est + gen"の合成語である。"est"は"estrus"を表し、発情、熱、または性的な欲望という意味である。また、"gen"は呼び起こすという意味をもつ。つまりエストロゲン（estrogen）とは、「性的な欲求を呼び起こす物質」として命名された。

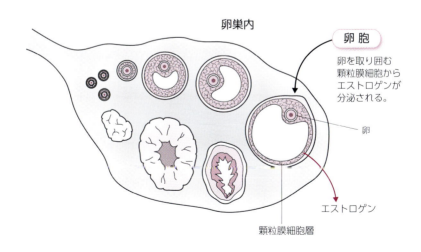

図4　卵巣内でのエストロゲンの産生

が増し、エストロゲン分泌量は最大となる(図5)。

　なお、卵胞から成熟した卵が放出される現象を排卵という。卵を出した卵胞は黄体という組織に置き換わり、排卵後は黄体からエストロゲンと黄体ホルモンが分泌される。この両者は、妊娠の成立や維持に必須なホルモンである。妊娠が成立すると妊娠7〜8週ごろから将来胎盤を形成することになる絨毛細胞からエストロゲンと黄体ホルモンが分泌されるようになり、卵巣に代わって妊娠中の主要な産生源となる。

　また、エストロゲンと黄体ホルモンは、ともに妊娠全期間を通じ妊娠状態を続けるためになくてはならないホルモンである。妊娠8〜10週ごろまでは卵巣を切除すると、これらのホルモンが不足して流産に至る。しかし妊娠10週以降では、もはや卵巣の機能を胎盤が肩代わりするため、妊娠は継続される。

　なお、男性にもエストロゲンは存在している。男性では血中にあるエストロゲンの約80％は、精巣で作られる代表的な男性ホルモンであるテストステロンが、脂肪組織や筋肉でエストロゲンに転換されたものである。残りは精巣で作られて血中に放出される。

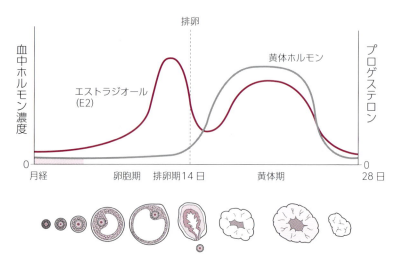

図5　月経周期における血中エストロゲン濃度の変動

エストロゲンの発見の歴史

　19世紀末に妊娠しているウサギの両側の卵巣を切除すると流産に至り、それをすぐに体内に戻してやると妊娠は継続することが観察された。

　1901年、メスのヒヒの卵巣を切除したところ、月経がみられなくなり、その卵巣をすぐに体内に戻すと月経が起こったことが実証された。これらの実験から、妊娠の継続や月経を起こす物質が、卵巣から分泌されていることが突き止められた。

　1917年には、モルモットにて、発情周期と関係して腟の細胞の形が変化することが報告された。つまり、発情期に分泌されるエストロゲンが腟の細胞に作用して、その形態を変化させているのである。逆に腟の細胞を採って、その形を顕微鏡で調べるとエストロゲンが作用しているかどうかが判定可能となる。

　そこで1923年、アレンらはブタの卵胞液（卵巣内に存在し、卵子とそれを取り囲んでいる多くの細胞からなる構造物が卵胞であり、その中に貯留している液体が卵胞液である）を採取し、それをあらかじめ去勢してあるメスラットに注射した。すると、腟の細胞は発情期に相当する変化を遂げた。このことから、卵胞液中にエストロゲンが存在することが証明された。その後、アレンらは妊婦の尿から多量のエストロゲンを抽出し、その化学構造を明らかにした。

　参考までに述べると、エストロゲンより男性ホルモンの存在のほうが先に示された。1848年にドイツの生理学者であるベルトルドがオスの鶏の睾丸を切除するとトサカが萎縮し、切除した睾丸を別の部位に移植すると、萎縮は起こらないことを観察した。このことから、オスの鶏のトサカは男性ホルモンにより大きくなる、ということである。精巣から特殊な物質が分泌され、血液によりその物質が運ばれ、トサカに作用しているとの結論が得られた。

エストロゲンはどのような働きをするのか

女性ホルモンとは

　エストロゲンは、女性らしい体型を作り出すホルモンとしてよく知られており、女性ホルモンともいわれていた。これまでエストロゲンは、女性の第2次性徴発現や子宮・乳腺を増大させる作用など、主として女性生殖器の発育や機能に深く関係し、さらに妊娠の成立・維持にも重要な役割を演じることより生殖には不可欠なホルモとして知られてきた。しかし最近の研究の進歩により、エストロゲンは男女を問わず骨、筋肉、血管、消化管、皮膚などにも作用することが明らかにされた。また肝臓に作用して、コレステロールの代謝調節、膵臓に作用してインスリン分泌の調節、脳の認知機能や情動など全身に多彩な作用を発揮していることもわかってきた。もはや、女性に限定した女性ホルモンということでは、とてもその多様な作用のすべて言い表すことができない。

女性の生涯においてエストロゲンは変動する

　生後から思春期までは、血液中のエストロゲン値は低い値を維持する。しかし、思春期の発来に先行してエストロゲンの分泌は徐々に刺激され、最初の月経（初経）からそれ以降閉経に至るまで、エストロゲンは成人男性と比較し高い血中濃度を維持するようになる。また、女性は約4週間周期で月経をみるが、月経周期ではエストロゲンは特有の変動を示す（図6）。
　現在、わが国の女性の平均閉経年齢は50〜51歳で、その前後3〜4年間に閉経が集中している。閉経の数年前からエストロゲンの分泌は変動しながらも徐々に低下し、閉経を境に急激に下降する。なお、閉経後3〜4年間は低下したといっても低レベルのエストロゲンは存在しているが、閉経後5年以上経過すると、検出限界以下の値となる。
　閉経後のエストロゲンは、卵巣から直接分泌されるものはわずかで、大部分は、卵巣や副腎から分泌される男性ホルモンが皮下の脂肪組織などでエストロゲンに転換されたものである。肥満女性では、脂肪量が多いために閉経後でもエストロゲンがやや高めになり、その結果、乳がんや子宮体がんのリスクが高い。なぜならば、これらの疾患は、一定期間エストロゲンにさらされることが発症の誘因となるからである。

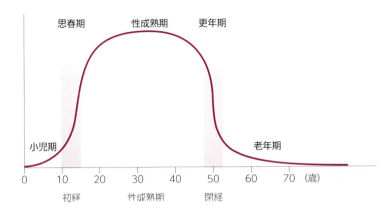

図6 エストロゲンの生涯における変動

2章 性と生殖を司るエストロゲン

エストロゲンは生殖のコンダクター

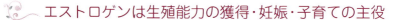

エストロゲンは生殖能力の獲得・妊娠・子育ての主役

　女性は12歳前後で初めて月経を経験する。この時期には卵巣からのエストロゲン分泌が本格的となり、それに一致して子宮が発育し、その結果初経がみられる。個人差はあるが、初経後数年から5年前後を経て生物学的には妊娠可能な身体となる。

　思春期にはエストロゲン分泌が高まることで、生殖器が発達するとともに、妊娠の成立や維持に必要な皮下脂肪の蓄積、分娩後の哺乳に必要な乳腺の発育など子供を産んで育てるための準備が着々と進行する。

　思春期に一致して分泌されるエストロゲンは、成長ホルモンの分泌を刺激して身長を伸ばし、一方で骨の成熟化を促して骨端線を閉鎖させることで身長発育を停止させる。身長の発育と同時に骨盤の形状が分娩に適したものとなるのもエストロゲンが関与している。

　それでは、生殖の各ステップにおけるエストロゲンの役割について説明しよう。

受精・着床へのエストロゲンの役割 (図7)

　生殖の起点は、排卵した卵が精子と出合う、すなわち受精である。排卵とは、卵巣内で成熟した卵が卵巣から放出される現象である。卵巣中の卵胞内で卵は成熟するが、それにはエストロゲンが不可欠である。また、卵巣が卵を放出する引き金は下垂体から出るホルモン（ゴナドトロピン）であり、そのホルモンの分泌は、排卵の数日前に起こるエストロゲンの分泌亢進により促される。

　受精は、精子が子宮内に進入することが前提となる。子宮への入口である子宮頸部の内腔から粘液（頸管粘液）が十分に分泌されないと、精子は子宮内に進入できないが、頸管粘液の分泌にも、排卵前のエストロゲン分泌が関係している。卵管の先端近くで精子と出合った卵は受精卵となり、次に卵管内を逆向きに移動して子宮に着床する。このような精子や受精卵の卵管内の精妙な移動にも、エストロゲンと黄体ホルモンが関与している。着床とは、卵が子宮壁に接し、その中へ発育していく過程であり、妊娠の起点である。着床はエストロゲンが作用しないと成立しない。

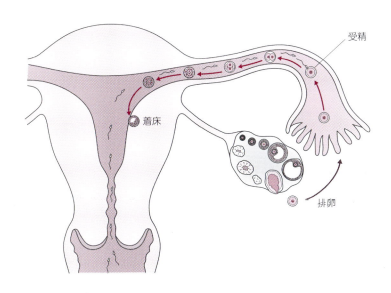

図7　受精・着床の過程

妊娠・分娩・授乳へのエストロゲンの役割

　妊娠の維持、胎児の発育にもエストロゲンは、重要な役目を果たしている。妊娠の末期に至ると、エストロゲンと黄体ホルモンのバランスが変化し、それが分娩のタイミングに関係してくる(図8)。
　妊娠中大量に分泌されるエストロゲンは乳腺の発育を刺激し（注）、さらに、下垂体からプロラクチンという催乳ホルモンの分泌を刺激する。プロラクチンは、母乳分泌に主要な役割を果たすホルモンであるが、妊娠中は高濃度で存在するエストロゲンがプロラクチンが乳腺に作用し、母乳を出すことを阻止している。なぜなら、エストロゲンの作用で乳腺でのプロラクチンの受容体の発現が抑えられており、そのため、プロラクチンが作用できない状態となっているからである。
　また妊娠を維持し、適切なタイミングで妊娠を終了させるのは、エストロゲンと黄体ホルモンの巧妙なバランスによるものである。

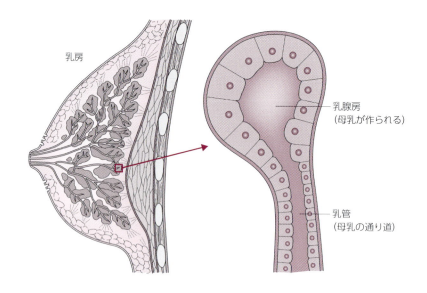

図8 乳腺の構造

　分娩によって、エストロゲンの産生源である胎盤が排出されると、エストロゲンが急速に低下し、その結果、プロラクチンは乳腺に作用できるようになり、母乳の分泌が開始する。

注：乳腺は母乳を作る腺房とよばれる部分と、母乳の通り道である乳管とで構成されている。エストロゲンは主に乳管の増殖を促し、腺房の発育には、エストロゲンと黄体ホルモンが関係している。

 母性・育児へのエストロゲンの役割

　エストロゲンは、母性行動の発現にも重要な役割を果たしている。例えば、エストロゲンの受容体を欠くマウスは、マウスの仔を近づけると殺してしまうことがある。また、仔が巣から離れると、口にくわえて連れ戻すという母性行動も起こりにくくなる[4]。この理由として、以下のようなプロラクチンやオキシトシンが十分に分泌されないことが考えられている。
　プロラクチンは乳汁分泌作用以外に、動物では育児本能を開花させるホ

ルモンとしても知られている。また、母性行動の発現や夫婦の絆に関係するホルモンとして、オキシトシンが注目されている。オキシトシンは脳内の視床下部で産生され、下垂体の後葉から全身に分泌され、分娩時の子宮収縮や分娩後の乳汁分泌に関与している。さらに、オキシトシンは脳内のさまざまな部位にも存在し、脳内で作られるオキシトシンが子育てに関わる行動に関与している。妊娠中に血中のオキシトシン濃度の上昇がみられる母親では、赤ちゃんへの愛着度が強いという報告がある。なお、エストロゲンはオキシトシンの産生やオキシトシンへの感受性を高めることで、オキシトシンの作用を増強している[5]。

分娩後にはエストロゲン分泌は急激に低下するが、妊娠中に高濃度で存在するエストロゲンにより母性行動は開花する。また、母性行動発現のしくみには種差がある。さらに霊長類では、エストロゲンが欠落しても母性行動が発現する事例もあり、ヒトを含む霊長類ではエストロゲンは母性行動の発現に必須というよりは補完的に作用していると考えられる[6]。

いずれにせよ、赤ちゃんとの接触が母性行動の発現・維持に大きな刺激となっている。以上のように、女性の行動に関するエストロゲンの作用は生殖、出産、育児などを支えているもっとも重要な物質である。一見、相互に関連がないように思われるエストロゲンのさまざまな作用が、究極的には確実に生殖の営みを遂行させるということに見事に収斂しているのは驚嘆に値する。

エストロゲンの見えざる指示

世間一般的にはウエストが細く、乳房が発達していることは、若い女性の魅力の指標になっている。このような体型の女性では、エスロトゲンの分泌が活発で排卵時のエストロゲン値が高いという研究がある[7]。体型以外にも、異性から見た女性の魅力にはエストロゲンが深く関わっている。

例えば、われわれは声によって男か女かを識別できるが、声の質もエストロゲンと男性ホルモンの比率に影響されている。また、女性らしい行動や立ち居振る舞いも、異性にとっての魅力となるが、こうした"女性らしさ"は、胎児期に男性ホルモンの曝露を免れたことで女性型の脳に分化したことによるものである。

男性からみた女性の魅力は時代、文化や文明度、民族、男女の社会的役割などによって異なり、また個人差も大きいので一般化することはむずか

しい。例えば、女性が男性と同様に肉体労働に従事することを期待されている地域では、ウエストが細いことが必ずしも魅力になっていない。また、将来の伴侶として考える場合には、当然のことながら外見よりも性格、誠実性、優しさ、生きる姿勢など内面的な要素に魅かれることが多い[8]。動物のように、オスとメスとが本能的に結びつくのではなく、理性やヒューマニズムなどに基づいた親愛の情や尊敬の念、相手の社会的状態、さらには、社会的規範、倫理感などが男女の結びつきを決定している。

　このような認識に立っても、女性の体型や行動などは女性の魅力の要素となっていることは、時代や民族を越えて不変であろう。そして、それにはエストロゲンが大きな役割を演じているといえる。エストロゲンは異性同士の出会いの効率を高めるために、各動物の行動習性に応じて手を替え、品を替えあらゆる仕組みを作り出している。生殖が途絶えることは種の滅亡を意味するため、動物たちにとって生殖が確実に行われるように、互いの体の形態と機能のどこに魅かれ合うかはあらかじめ各動物の脳に刷り込まれている。しかも、その魅力のポイントは、生殖の効率性からみても合理性がある。そして、異性同士を引き合わせる主役を演じているのが"エストロゲン"ということになる。

　われわれの社会的行動への動機、価値基準、人生観などの底流には、異性との接触という本能や欲望が少なからず関係しており、ヒトを含む動物は、おしなべてエストロゲンの見えざる指示によって動かされているという見方もできるであろう。

コラム　男性ホルモンを動かす排卵期

　女性が排卵にさしかかると男性的な顔貌、体型、声などが備わった男性に対して興味を寄せるようだ。このような特徴は男性ホルモン（テストステロン）が十分に作用している表れである。つまりエストロゲンは男性ホルモンが作用している身体的属性に関心をもたせる作用がある。

女性の外見的魅力の仕掛けは生殖能力の反映

　男性から見た女性の体形に関する魅力のひとつに、前述のようにウエストとヒップの比率が小さい体型（ウエストがくびれている）、または、そのような体型の女性の歩き方などがある。体重は標準であっても、太もも

や腰のまわりの皮下に脂肪が蓄積すると、ウエストが細くヒップが大きくなる。このような女性特有の脂肪分布は、エストロゲンが十分に作用していることの表れである。言い換えれば、月経が規則的にみられ排卵が周期的に起こっているという間接的な証拠である。

一方、エストロゲン作用が相対的に低下すると、内臓周囲に脂肪がつきやすくなり、ウエストは太めとなり体重が過多となる傾向がある。このような女性では、月経や排卵が不規則または消失することがあり、妊娠しにくいこともある。また、減食などによりエストロゲンが極端に低下すると体重は減少し、身体全体の脂肪量が減少し、女性らしい体型とは言い難くなる。この場合は、しばしば無月経となり妊娠がしづらくなる。

以上のように、男性を惹き付ける女性の魅力とは健康体であるということであり、しかも、子作りや子育てに適した体型といえる。ヒトという種を維持するためのエストロゲンの巧妙な仕掛けである[9]。

ヒトに発情期はあるのか

発情期にはメスはオスを引き寄せる行動をとるが、これはエストロゲンの作用によるものである。エストロゲンは発情行動のみならず、メスの外見の変化を起こすことによってもオスを魅了する。例えば、イヌ、ウシ、サルなどでは、陰部が充血して腫れてくる。あるいは、発情期にはフェロモンという特有の臭いのする物質を放出してオスを惹きつける。これらはエストロゲンの作用である。

動物は、下等動物から哺乳類へと進化を遂げる過程で、生殖の仕組みや子育ての有様を一変した。特に、霊長類から人類へと進化したとき異性と出会う様式も急速に変化した。例えばヒトは、動物にみられるような外見上の発情徴候は消失したが、おそらく直立歩行のため、あるいは衣服で被うことなどにより、外陰部が露出しなくなったことなどが動物などでみられる発情徴候を消失した理由であろう。

ところがその反面、ヒトで特徴的なことは、授乳期以外でも乳房が発達していることである。乳房の生物的機能はもっぱら授乳であり、妊娠していない時期でも乳房が発達し目立つようになっていることに関しては、生物学的合理性を欠く。動物でみられる発情徴候の消失の代償として、直立歩行の結果、常に目立つ位置にある乳房を発育させることで、異性への関心を惹きつけるのであろう。また、母乳が十分に出そうであると強調する

こと、すなわち、子供を育てるのに適した身体ということを異性にアピールするという解釈もできる。

　エストロゲンがピークとなる時期に容姿、振る舞い、あるいは声が異性にとって最も魅力的になるという研究がある[10]。また、女性の顔を見えない状態にして、その女性と面識のない男性に声を聞かせて評価してもらったところ、月経の各期のなかで、排卵が近い時期の声が最も魅力があるという結果になったという。また男性側からは、排卵時期の女性の体臭が最も心地よく感じられるともいわれる。

　これらの排卵期の変化は、いわば"隠れた発情期"ともいえるものであろう。男性は、排卵が過ぎた時期よりも排卵が近づいている女性に対して、異性としての魅力をより感じることを示唆する研究である。隠れた発情期はそれなりに意味があるのだろう。一方、女性も、排卵期には性的な視覚刺激に敏感であるという研究もある。

　このように、排卵前のエストロゲン優位な時期に、男女ともお互いに接近しやすい状態となる。イギリスの調査によると、エストロゲン優位なホルモン環境にある時期（月経が終わり排卵に至るまで）に、女性が特定の男性以外の男性と接することが多いという[11]。

　また、排卵の時期には、視覚刺激以外に嗅覚も変化する。例えば、男性の汗に含まれる臭いであるアンドロステノンという物質があるが、これはテストステロンから作られ、テストステロンの分泌が高まると増える。このアンドロステノンはフェロモンの一種であり、あまりよい臭いではないが、排卵が近い女性には心地よい臭いと感じられるという。

　なお排卵をすぎると、エストロゲンとともに黄体ホルモンが分泌される。後者はエストロゲンの作用を打ち消すように作用するようだ。

エストロゲンの作用を打ち消す理性と本能

　しかしながら、排卵期といっても、単に社会的地位のある男性ということだけでは特別に魅かれるということはなく、また男らしい顔つきをした男性でも長年付き添った仲になると、特に排卵期に関心が高まるということはないようだ。

　別の例を挙げると、経口避妊薬はエストロゲンと黄体ホルモン製剤の合剤であるが、それを使用している女性では、自然な状態でみられる排卵直前のエストロゲンのみが急に血中濃度が高まるという時期はなくなる。そ

のため、経口避妊薬を服用している女性では、特定の時期に男らしい男性に魅かれるということは消失する[12]。

さらに、生物一般にいえることではあるが、近親での妊娠を避ける本能がある。ヒトでも排卵期にある女性では、異性であるが近親でもある父親に対しては、それ以外の時期とは異なった反応を示すという研究もある。このような女性の反応も、エストロゲンが関与していると考えられる。もちろんヒトでは、別に肉親に対する忌避反応がなくても、理性を発揮してしかるべき対応をしている。

男女の結びつきは性ホルモンに操られたもの

エストロゲンと男性ホルモンは、それぞれが女性、男性を象徴するホルモンといわれる化学物質である。この化学物質の生物学的作用が、最も進化を遂げたヒトにも、男性と女性の接近と子作りにつながる男女の行動を黒子のように誘導しているといえる。言い換えると、ヒトでも、エストロゲンと男性ホルモンが生殖の主たる仲介者ということになる。エストロゲンが高い女性は生殖能力が比較的高く、しかも、テストステロンが高めの男性を好む傾向がある[13]。

もちろん、ヒトにおける異性の出会いは、理性が支配し、本能のみに翻

コラム　少子化の背景には性ホルモンの作用不全があるのか

現代人のおかれている、あまりにも自然とかけ離れた環境がさまざまな理由で、性ホルモンが本来の男女の接近を仲介するという役割を果たすことを妨げているように思われる。

例えば、現代社会におけるストレスや生活リズムの乱れは、性機能障害の原因となり、性ホルモンの分泌が乱れることになる。また、現代では学習期間が延長してきており、さらに資格の取得や職業人としてのキャリアを固めるために年月を費やすことになる。その結果、子作りの環境が整った時期には、性ホルモンの作用がピークとなる時期を過ぎてしまっていることがある。また、男女とも社会に進出するようになって、しかも、成果主義が導入されて職業人としてのノルマはますます厳しくなっている。職業人としての比重が大きくなると、本来、備わっている性ホルモンにより誘導される行動が減退することになるだろう。

現代人のおかれているこのような状況が、少子化の背景にあるものと考えられる。少子化問題を議論する際にも、性ホルモンが本来の役割を遂行できるような社会となっているかという視点を強調したい。

弄されることはない。しかし、性ホルモンによって駆動される観念では、抗しがたい異性に対する愛着の念も、われわれの行動の根底にうごめいている。このことが、種としての人類の命脈を保ってきたことに寄与しているといえよう。

種は異なってもエストロゲンの作用は類似している

　生殖の過程は動物により大きく異なるが、各動物は種を越えて共通なしくみを利用している。しかもその背景には、エストロゲンが黒幕のように関わっている。いくつかの事例をあげよう。

● 発情徴候は（動物により異なるが）すべてエストロゲンの作用による

　発情期の徴候や異性を引き付ける手段は動物ごとに異なるが、すべてエストロゲンによりもたらされている。

　例えば、メスのトカゲは、エストロゲンによりオスの求愛行動を受け入れるようになる。メスのヘビでは、エストロゲンが分泌されると特有の臭いを発し、オスはその臭いを嗅ぎ分けメスに接近し、エストロゲンが分泌されている時期のメスはオスを受け入れる。このように、メスがオスを受け入れる行動は、エストロゲンにより促されていることは鳥類、哺乳類などでも同様である。

　ラットの発情周期は4〜5日である。ラットのメスは、発情期にはオスの行動に合わせて素早い動きを示し、また、跳ねるようにしてオスから逃げつつオスを誘う。発情周期のうちでエストロゲンがピークとなる発情期にラットの運動量は最大となる。このように、性行動に伴うメスの活発な動きは、エストロゲンによりもたらされる。また、発情期のメスの特徴的な鳴き声もエストロゲン作用による。去勢すると発情期にみられる徴候は消失し、エストロゲンを投与すると再現する。

● 胚／胎児への栄養供給　──　卵生と胎生の比較　──

　卵には、多量の卵黄蛋白（いわゆる玉子の黄身に相当）が含まれている。卵が母体外で発育する動物（卵生）では胚が発生し、孵化するまで発育するのに必要なすべての栄養源は、あらかじめ卵の中に蓄えられる。卵に含まれる主な蛋白質は、ビテロジェニンという糖蛋白質をもとに合成されている。ビテロジェニンはメスの肝臓で作られ、血中に入って卵に運ばれる。胚の成長にとって脂質は大変重要であるが、脂質は、それ自体では血液中を移動できない。ビテロジェニンそのものは、胚にとっての栄養源となるが、さらに、脂質を卵まで運ぶという重要な役目を負っている。そして、このビテロジェニンの合成を刺激するのがエストロゲンである。

　このような仕組みは、貝類、昆虫、魚類、両生類、鳥類などの卵生の動物にすべて共通である。卵生から胎生へと進化した哺乳類の卵子は、母体内（子宮内）で発育するので、トリの卵にみられるような卵黄蛋白はない。胚は、その発育に必要な栄

養を直接母親から供給されるからである。従って、ビテロジェニンは不要となった。しかし、胎児の発育にとって脂質が重要であることに変わりはない。では、哺乳類ではどうやって脂質が胎児に供給されているのだろうか。

大部分の哺乳類では、卵は子宮内で発育するが、母体側である子宮と胚（胎児）との間に胎盤があり、胎盤を経由して母親から栄養を受け取ることができる。脂質は、単独では自由に胎盤を通過することができず、それを運搬する物質が必要となる。このような物質の代表的なものが、アポリポ蛋白質B-100である。アポリポ蛋白質B-100は、脂質の輸送を手伝うという点で、卵生のところで述べたようにビテロジェニンと共通の働きをする。実は、アポリポ蛋白質B-100はビテロジェニンのファミリーと考えられている。

アポリポ蛋白質B-100は、ビテロジェニンと同様エストロゲンによって肝臓での合成が促進される[14]。妊娠中はエストロゲン分泌が亢進し、血中のアポリポ蛋白質B-100の濃度も上昇する。妊娠中には、アポリポ蛋白質B-100は胎盤でも産生され、胎盤を通じて母親から胎児への脂質の補給に重要な役割を果たしているものと思われる[15]。胎盤ではエストロゲンが作られ、それが胎盤におけるアポリポ蛋白質B-100の産生に関与していることになる。

つまり、卵生では母体のエストロゲンが母体の肝臓に作用してビテロジェニンの合成を刺激しているが、哺乳類では、胎盤で作られるエストロゲンが胎盤でのアポリポ蛋白質B-100の合成を刺激している。

以上のように、エストロゲンは胚の発育様式にかかわらず、胚の発育を支えるための栄養の確保に大きく貢献しているといえる。

● **プロラクチンの作用 ─ トリの就巣と哺乳の比較 ─**

ニワトリが卵を抱く（就巣）ときには、下垂体からプロラクチンが分泌され、これが一方では就巣行動を起こす。なお、プロラクチンはエストロゲンによって分泌が亢進する。哺乳類でも妊娠中の高エストロゲン状態によりプロラクチン分泌は、妊娠後期から分娩後にかけて活発となる。分娩後に母乳が作られるが、これは主にプロラクチンの作用である。このように、哺乳類における乳汁の分泌や子育てはトリの就巣に対応するが、いずれもプロラクチンにより誘導される。

一方、就巣中または授乳中は卵巣の機能は抑制されており、新たな妊娠が起こらないようになっている。これはプロラクチンが卵巣機能を抑制することによるものである。ニワトリと哺乳類では子育ての様式はまったく異なるが、いずれにおいても、プロラクチンは子育てに必須な役割を果たしている。そして、プロラクチンの分泌やその機能を巧みに操っているのがエストロゲンである。なお、トリの場合には、エストロゲンは母体由来であるが、ヒトでは胎児とその付属物である胎盤由来である。

男性ホルモンの役割

男性ホルモンとは

　エストロゲンは男女（オス・メス）を問わず、ほぼ例外なく男性ホルモンと共存しており、両者は相補的、あるいは拮抗的に作用してエストロゲン作用が調節されている。従って、エストロゲンを理解するには、男性ホルモンとはどういうものかということを知る必要がある。

　女性に特徴的な体型をもたらすホルモンがエストロゲンであるのに対し、男性の体型は主として男性ホルモンの作用による。男性ホルモンの代表的なものがテストステロン（testosterone）であり、その他、ディハイドロテストステロン（dihydrotestosterone）、アンドロステンジオン（androstenedione）などがある。男性ホルモンは爬虫類、鳥類をはじめさまざまな脊椎動物、ヒトを含む哺乳類に存在している。男性では95％以上のテストステロンは、精巣のライディッヒ細胞で作られる。それ以外には副腎由来のものもある。女性にも男性ホルモンは存在しており、卵巣や副腎で産生される。このように、テストステロンは必ずしも男性特有のホルモンではなく、男女間では量的な相違があり、成人男性では1日6～8mg作られるが、女性では0.5mg程度である。

　男性では、テストステロンは精巣、前立腺、陰茎などの男性性器の発育、あるいは精子の産生に関与する。また、男性的な体型や体毛の分布、変声などの第2次性徴もテストステロン作用による。男性らしい体型とは、筋肉が発達し脂肪組織が少なめである。また、男性では女性より赤血球が多く、運動に向いている身体となっている。男性で赤血球が多い理由は、月経による血液喪失がないこと以外に、テストステロンが骨髄での赤血球の産生を刺激するためである。このようにテストステロンは、激しい運動や闘争に都合がよいような身体を作ることに役立っている。

男性ホルモンは性欲と関係する

　男性のテストステロン分泌は年齢とともに低下する。低下のパターンには個人差があるが、低下が著しいと性欲が低下する。このような男性にテストステロンを補充すると、性欲が回復することが知られている。また、テストステロンが高めの男性のほうが、一般に異性への関心が高い。そし

て、そのことが結婚して子供を作ることにつながっている。当然のことながら、生物が子孫を残すにはオス／男性に性欲があって、メス／女性と密接な関係になりたいという本能が芽生えることが前提となる。

ヒトの性欲は種々のストレス、睡眠障害、うつ状態、体調不良などの影響を受けるため、必ずしもテストステロン値と相関するとはいえない。しかしながら、これらの性欲を低下させる因子はテストステロンを低下させることにもなる。従って、テストステロンが十分に分泌されていることは、心身が健康的な状態であることが必要条件となる。

メス動物では受胎が可能な時期、すなわち、排卵前に性的活動が活発化する。これはエストロゲンの作用である。ヒトも排卵前に性欲が高まることがある。女性の性欲には、エストロゲンのみならずテストステロンも関与しているといわれ、事実、排卵期にはテストステロン分泌も若干ではあるが高まっている。また、閉経後の女性にエストロゲンとテストステロンを同時に投与すると、性欲が出てくることもある。しかしながら、ヒトの性欲は社会的状態、環境因子、理性などにより修飾され、ホルモンによって直接的に制御されているわけではない。

男性ホルモンは女性への接近と母子を守る行動に駆り立てる

男性ホルモンは闘争心をかきたてる作用をもつ。テストステロンが多いほど競技や争いなどで攻撃的になり、経済活動でも利益追求に積極的になる。テストステロンを注射すると、性格も自己主張が強くなるような傾向があるという。男性の積極果敢で挑戦的な性格と、テストステロンの分泌亢進との関連性を指摘する報告もある。一方、オスの動物は一般に去勢によっておとなしくなる。

さらに、反社会的な行動やアルコール依存症とテストステロンとの関連も注目されている。しかし、テストステロンの分泌量はさまざまな要因で変動するものであり、また他方で、個々人の性格や行動を定量的に評価することには方法論的な限界がある。従って、両者の関係性を明確に示すことは困難であり、そのため多くの調査でも結論は必ずしも一致していない。

テストステロンが脳に直接作用して性格や行動傾向に影響を与えているか否かは断定し難いが、動物実験によると、脳ではテストステロンがエストロゲンに転換されて脳に作用していることを裏付ける結果が得られている(注)。

注：実際には、テストステロンが作用できないと（例えばその受容体が欠損している場合）オスに特徴的な性格、行動が完全にはみられないことから、エストロゲンとテストステロンの両者が作用することで、男性型の思考や行動特性を示す脳ができあがると思われる。

　動物社会では一般にオスはメスに対し積極的に求愛し、メスや産まれてくる子供たちのための居住環境を確保して外敵から守る、エサを確保するといった役目を果たす。このようなオスに期待される行動の発現には、テストステロンが寄与していると考えられる。ヒトの場合、男性のテストステロン値が実際に結婚や生殖能とどう関係するかをみた研究では、独身時代のテストステロン値が高い男性は、その後、結婚して子供がいる確率が高かった。このことから、テストステロンが十分に分泌されている男性のほうが異性に接近し、しかも、男性の生殖能が保たれていると考えられる。

子供が生まれるとテストステロンが低下する理由

　テストステロンが異性を求め、子作りの欲求を高めるホルモンであるが、では、家庭を築いて子供が生まれると、もはや、その役割を終えることになるのだろうか。

　事実、子供が生まれ育児に関わっている男性では、テストステロンが低下する[16]。同様なことはヒナを育てているオス鳥でもみられる。父親が育児に費やす時間が多いほど、テストステロンの下降が著しい。また精巣のサイズはテストステロンの分泌量とある程度相関はあるが、精巣が小さい父親ほど、育児への関わりが大きいという調査結果がある。

　一方、男性が育児に関わらないとテストステロンは低下しない。おそらく、男性は乳飲み子に接すると、その刺激が脳に伝わり、脳にある性中枢は精巣を刺激するホルモンの分泌を抑えるように反応するのだろう。その結果、異性に対する関心を抑え、母親とともに育児に協力することを促すことになる。ヒトの赤ちゃんは、他の動物と比較して最も未熟な状態で出生し、しかも、独力で生活できるようになる期間が長い。このため、わが子に接してテストステロン分泌を減らし育児に関心を向けることは、子孫を残すために都合がよいしくみである。おそらく、人類の進化の過程で刷り込まれた本能と思われる。育児は母親の役目と考えがちだが、男性にも育児に関わるような仕掛けが備わっており、それを発動させることが育児の自然な姿であり、育児をより確実なものにするのだろう。

結婚してもテストステロンが低下しない男性では、離婚率が高くなる傾向があるようだ。一方、育児を契機にしてテストステロンが低下するような男性のほうが、妻とともに過ごす時間が長くなる[17]。つまり、男性は結婚して子供ができ、その結果、テストステロンが下がることが家庭の安定につながるともいえよう。さらに、独身と比較し、安定した家庭を築いている男性のほうがより健康的であるという報告があり、そこには、テストステロンもなんらかの関与をしていると考えられる。

　最近の研究では、乳飲み子の世話をしている母親でもテストステロンが低下していることがわかっている[18]。つまり、子供の世話をすると夫婦ともどもテストステロンが低下するわけである。一般にテストステロンは、攻撃性や競合性といった性格や社会的な優位性を追求するという価値観とも関わるものである。夫婦ともども育児に積極的に関わり、そのことで夫婦ともテストステロンが低下することは、お互いに家庭を重視して夫婦間の理解度や絆を深めることになるだろう。育児への男女共同参画は、近年増加している離婚や子どものネグレクトや虐待の歯止めになるかもしれない。

　なお、子育てを経験している男性のテストステロン値は低下しているといっても、あくまでも正常範囲内である。後に述べるが、テストステロンが著しく低下すると、さまざまな問題が生じるが、子育てによってそのレベルまで低下することはない。

コラム　少子化とテストステロン

　動物社会では、群れの中での序列が低いオスは、テストステロンが低い傾向がある。テストステロン分泌と社会的序列との因果関係は、定かではないが、テストステロンは闘争心を奮い起すような環境にあると分泌が高まる傾向がある。

　一方、昨今の少子化の背景にはさまざまな要因があるが、自由度が制約され、社会的立場が固定化し、個性が抑えられている現代社会では、テストステロンが十分に分泌されないため、男性としての本能、すなわち、積極的に異性を求め育児のための安定した環境を確保するという、本来、男性に期待されていた行動や役割が十分に発現できなくなっているのかもしれない。

胎児期の性ホルモンが心と性を決める

胎児期の男性ホルモンの有無で男女が決定する

　男女を区別するには、容姿・体型、乳房、生殖器などの身体的な特徴や、染色体（男性は46XY、女性は46XX）などがある。これらは、いわば生物学的な性といえる。それ以外に、脳にも男性型と女性型がある。男性型の脳とは、自分自身が男性であるということに違和感がなく、異性である女性に魅かれる、あるいは女性から異性としての魅力を感じられる行動、人格などを有するものである。女性型とはその逆である。多くの人は、外見、体型、生殖器などと脳の性は一致している。

　胎児期には、男児の精巣ではテストステロンが作られ、女児の卵巣はホルモン分泌能を欠いている。胎児が子宮内でテストステロンに曝露されないと、生殖器や脳は女性型となる。脳が女性型ということには2つの意味がある。

　1つは卵巣が機能するのは、もっぱら脳からのホルモン刺激によるが、卵巣から周期的に排卵が起こるようにホルモン刺激を発することができるような脳を女性型の脳という。つまり、めりはりのきいた信号を卵巣に送っている。2つ目は、自身の性のアイデンティティを女性として認識することである。

　一方、胎児期にテストステロンの作用を受けると、生殖器や脳は男性型となる。男性型の脳では女性型と異なり、性中枢（視床下部—下垂体）は常にほぼ一定のホルモン刺激を精巣に及ぼしている。そして、自身は男性としての生物学的、社会的振る舞いをする。妊娠しているサルにテストステロンを投与すると、生まれてきた雌ザルは雄としての性行動をとる[19]。さらに、胎児期における男性ホルモンの曝露の影響を示すヒトの事例として、生まれつき副腎から過剰の男性ホルモンが分泌される女児では、胎児期に男性ホルモンにさらされるため、生後に男児のような遊びをする傾向がある。また、異性よりも同性に興味をもつ場合もある[20]。

　このように、胎児期にどの程度のテストステロンにさらされたかによって、生まれた後に男性（オス）あるいは女性（メス）として振る舞うかが決定される。これらの事実から、脳の性分化に関しては、エストロゲンは主導的な役割を果たさないようにみえる。

身体と心が男性になるには男性ホルモンとエストロゲンが必要

脳の性分化を主導しているのはテストステロンであると述べたが、実際に脳内で起こっていることはそう単純ではない。男児では、テストステロンが直接脳に働いて男性型の脳にするのではなく、テストステロンが脳に取り込まれてエストロゲンに転換され、それが男性型の脳を作り出す主役となっている。テストステロンをエストロゲンに転換する酵素がないと、男性型の脳にならないことが動物実験で実証されている。しかし、完全な男性型の脳になるためには、エストロゲンとともにテストステロンも作用する必要がある。それを裏付ける例を挙げてみる。

染色体は男性型であり精巣も存在し、そこから十分量のテストステロンを分泌しているが、外見上も自身のジェンダーとしての認識も完全に女性であるケースがある。このような"女性"では、テストステロンがさまざまな機序で作用できなくなっている。胎児期にはテストステロンに曝露されるが、それが作用できないため（テストステロンが作用するのに必要な対応する受容体、すなわち、男性ホルモン受容体の欠損または機能不全による）男性に特徴的な生殖器が形成されない。従って、外から見た限り性器は女性型であっても、卵巣や子宮は存在しない。このような"女性"でも、テストステロンは脳内でエストロゲンに転換される。しかし、自分自身は女性として自覚し、社会的にも完全に女性として振舞っている。つまり、胎児期の脳に対してエストロゲンは作用しているが、同時にテストステロンが作用できないと、典型的な男性型の脳にはならないのであろう。

さらに、この説を支持する例として、男性ホルモンの受容体が欠損しているためにテストステロンが作用できないマウスの実験モデルがある。このマウスではエストロゲンは作用しているが、オスでもメスでもないような脳になる[21]。これらの事実を総合すると、正常な男性型の脳に分化するには、男性ホルモンと女性ホルモンがともに作用する必要があると考えられる。

以上を簡単にまとめると図9のようになる。

胎児期の脳のホルモン環境

　妊娠中は、多量のエストロゲンが胎盤で産生され、母体および胎児血中には高濃度のエストロゲンが存在している。そのため、女児の脳もエストロゲンの作用を受けているようだが、なぜ、男性型の脳にならないのだろうか。答えは、女児の脳に対しては、エストロゲンは作用できないようになっているためである。この理由として、以下のことが考えられる。

　ラット胎仔では肝臓でα-フェトプロテインという蛋白質が作られ、血中に多量に存在している。血中にあるエストロゲンの大部分はこの蛋白質と結合した状態となっているため、エストロゲンはその作用を発揮することが阻止されている。また、この蛋白質と結合しているエストロゲンは脳への移行は妨げられている。

　動物実験で、エストロゲンと結合する蛋白質を除去してしまうと、メスはオス型の脳になってしまうことが認められている。子宮内で育っているオスでも、エストロゲンと結合する蛋白質が存在し、エストロゲンの作用はブロックされている。しかし、オスでは精巣でテストステロンが作られ、それが脳に移行して脳内でエストロゲンに転換される。脳ではエストロゲンに結合する蛋白質がないので、エストロゲンは脳に作用することができる。

　一方、ヒト胎児もα-フェトプロテインを産生するが、ヒトのα-フェトプロテインはエストロゲンと結合力は弱い。ヒト胎児に存在するエストロゲンは主にエストリオールであり、エストロゲンとしての作用は弱い。強力なエストロゲンであるエストラジオールも存在するが、その作用は多量にあるエストリオールにより打ち消され、胎児の脳に対するエストロゲン作用は抑えられているのだろう。このことが、女児の脳が男性化を免れている説明のひとつと考えられる。

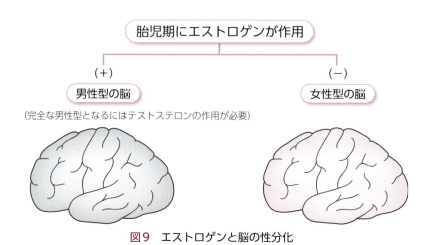

図9　エストロゲンと脳の性分化

脳の性分化には環境も関与

　生殖は、男女両性の共同作業である。女性は産むジェンダーであり、そのためにエストロゲンが中心的な役割を果たしている。それに対し男性では、男性ホルモンの作用で男性の生殖能力が付与されているかのように思われるが、男性としての生物学的、社会的な振る舞いを可能にするためにエストロゲンが陰の主役として働いている。

　脳が男性型に分化するためには、テストステロンとエストロゲンのホルモンがともに必要であるが、実際には両者とも完全か無かで作用しているわけではない。脳の性分化に問題がある場合では、テストステロンやエストロゲンがさまざまな程度で不完全に作用をしていることも多い。一方、性別としては男性か女性しかなく、生後のさまざまな要因でどちらかの性に決定することになる。

　例を挙げると、男性ホルモンの受容体に生まれつき異常があるため、男性ホルモンの作用が不完全となる一卵性の双子がある。このような双子は、生後に片方は女性、他方は男性として育つことがある。この場合は胎児期、生後ともにホルモン環境は同一であるにもかかわらず、脳の性分化は異なっている[22]。このことから、脳の性分化は、ホルモンのみでは必ずしも説明できない部分もあると考えられる。

胎児期の性ホルモン作用と身体と心の性の不一致

　脳の性と身体の性とが乖離することがある。例えば、身体的にはどう見ても女性であると自他ともに認め、染色体も女性であるのに、自身は自分を男性のような心をもっていると認識しており、男性には関心がなく女性に魅かれるということである。専門的に表現すれば、生物学的に帰属する性別と当人が実際に経験し、表現してきた性別との不一致ということになる。男性、女性どちらの場合でも起こるもので、性同一性障害（GID）（注）といわれている。脳の性とはあくまでも自己の認識であって、他人が気付くものではない。理由は定かではないが、**男性が女性**になりたいという場合が、その逆よりも多い。

注：性同一性障害（gender identity disorder；GID）：アメリカ精神医学会は、2013年に性同一性障害（GID）という名称を削除し、性別違和（gender dysphoria；GD）という状態として扱うこととした。性別違和とは1970年代に使用されていた用語を復活させたものである。その意図はGIDを障害とみなすことによる社会的な偏見やスティグマを排除するものである。

これと混同されるのがレズビアン（女性同性愛者）やゲイ（男性同性愛者）である。レズビアンとは生物学的、社会的にも女性であるが、性愛の対象は男性ではなく女性である。自身は女性であると認識しており、女性として振る舞うことに抵抗はない。ゲイは生物学的、社会的、あるいは自己認識としても男性であるが、性愛の対象は男性である。なお、男女とも両性に関心があるのはバイセクシュアルという。

　なぜGIDように、生殖器（身体）の性と脳の性が乖離してしまうようなことが起こるのだろうか。

　その理由として、生殖器の性分化は妊娠の比較的早い時期に起こるが、脳の性分化は妊娠半ば過ぎから起こるため、生殖器の性分化には必ずしも影響されない。

　また、脳の形態には性差がある。そこで、身体的には完全に男性であるが自分自身は女性であると認識しているGIDの脳を細かく調べてみると、脳の形態は女性としての特徴を示すという研究がある[23]。このことから、少なくとも脳が男女のいずれのタイプになるかが決まる妊娠半ば過ぎに、男児が子宮内でテストステロンを十分に産生できなかったか、あるいはテストステロンがあってもそれが作用できないような状態があることが男性のGIDの原因の可能性がある[24]。一方、女性のGIDでは男性ホルモン様物質が多少なりとも作用した可能性がある。

　ただし、脳が男性型になるか女性型になるかは、胎児期のホルモン作用のみでは説明ができず、生後の環境因子の関与もありうることは、すでに述べたとおりである。

LGBTとは

　レズビアン、ゲイ、バイセクシュアル、GIDなどはその頭文字をとってLGBT（Lesbian, Gay, Bisexual, Transgender）、あるいは性的マイノリティーとよばれている。マイノリティーではあるが、わが国でも5%を越えているという報告がある。LGBTは少数者として社会から認知されている国もあるが、4割以上の国では法的に守られていない存在であり、社会的に不利な立場に置かれることがしばしばである。現在は、彼らに対する差別意識を廃して権利向上を図り、さらに、LGBT同士の結婚を正式に認めるべきであるという機運が欧米を中心に高まっている。

エストロゲンと男性ホルモンは男女とも必須

男性にとってエストロゲンは不要なのか？

男性では、男性ホルモンが優位であることは当然ではあるが、思春期以降常に一定量のエストロゲンが存在している。月経がある女性では、エストロゲン濃度は男性よりはるかに高い。しかし、閉経以降の女性では、同世代の男性のほうがエストロゲン濃度はむしろ高い。

男性、あるいはさまざまなオスの動物では、精巣でエストロゲンが作られている。生物が不必要な物質を産生することはまずあり得ないことから、エストロゲンは男性／オスにおいても、精巣局所あるいは全身に、なんらかの役割を果たしていると考えられる。

エストロゲンがその作用を発揮するためには、細胞に存在するエストロゲン受容体の存在が必要となる。1994年に見つかったエストロゲン受容体が欠損している男性では、男性ホルモンは十分に作用しているが、エストロゲン作用は廃絶していた。興味あることに、この男性は精子減少を伴う不妊であり、しかも、糖代謝の異常や心疾患のリスクが高く不健康な状態を呈していた。

また、まれではあるがエストロゲンを産生できない男性が知られている。この場合には、男性ホルモンは増加しているにもかかわらず、不妊で性欲は低下している。しかも、高身長となり骨は脆弱で骨折しやすくなる[25]。このような男性には、エストロゲンの投与が必要となる。

これまで、男性では男性ホルモン（特にテストステロン）が異常に高値になると、性欲が過度に亢進し、逆に男性ホルモンの分泌が低下すると性欲がなくなることはよく知られていた。しかし、エストロゲンが完全に作用しないと、性欲が低下するというのは意外なことであった。ヒトにおける性欲は動物と異なり、必ずしも性ステロイドにより支配されるものではないが、少なくとも、正常な性欲の発現には男性ホルモンとエストロゲンがともに必要と思われる。

以上の事実から、男性にとっても、エストロゲンは生殖あるいは生命維持に必須なホルモンであるといえる。外見的な男性らしさに関係するのは男性ホルモンであるが、エストロゲンは男性ホルモンとともに男性におけ

る生殖機能に重要な役割を果たしている。さらに、脳内でエストロゲンが作用しないと男性に特有の性格や行動がみられなくなる。

　以上から、男女ともにエストロゲンは健康維持、生殖機能に必要なホルモンといえる。

女性にとって男性ホルモンは不要なのか？

　女性にも、男性よりはるかに少ないが男性ホルモンは存在している。最も強力な男性ホルモンであるテストステロンに関して成人男女で比較すると、女性は男性の1/20程度である。男性の男性ホルモンは主に精巣から分泌されるのに対し、女性は卵巣と副腎が主要産生臓器である。

　女性では、思春期に先立って8歳ころから副腎由来の男性ホルモンの分泌が活発化する。この時期の男性ホルモンは、恥毛の発育に関係するとされている。また、一部は卵巣以外の部位でエストロゲンに転換されて、乳房の発育を促すことになる。

　思春期以降は、卵巣でエストロゲンが多量に合成されるが、エストロゲンのもとになる物質は、男性ホルモンである。卵巣内に相当量の男性ホルモンが存在し、一部は血流を介して全身に作用する。従って、エストロゲンが存在すれば、同時に男性ホルモンも共存しているわけであり、男性ホルモンのみ欠乏した状態は生理的にはあり得ない。

　最近の研究では、男性ホルモンは卵巣内で卵が含まれている卵胞の発育、特に、その初期の発育に生理的な役割を果たしているという説が広く認められつつある[26]。さらに男性ホルモンは、女性の性行動を刺激するといわれている。例えば、男性ホルモンは、エストロゲンのように閉経後に急激な低下はみられないが、閉経後の女性に男性ホルモンを投与すると、性的行動が活発となるという報告が多くみられる。

　一般に、男性ホルモンは骨量、筋肉量、筋力などを増やすが、閉経後の女性でも男性ホルモンの分泌量がこれらと関係していることが推定される。ただ、男性ホルモンの一部は女性ホルモンに転換されるため、男性ホルモンのみの影響を論じるのは難しい[27]。

　また、女性に男性ホルモンが過剰になると、顔や四肢の体毛が目立つようになるが、逆に頭髪が薄くなることがある。一方、閉経や両側卵巣摘除でエストロゲンと男性ホルモンがともに低下すると、頭髪が薄くなることがある。このような女性に男性ホルモンを投与すると頭髪が増える場合も

ある。女性の頭髪の維持には、一定レベルの男性ホルモンが必要なのであろう[28]。

3章 エストロゲン作用の多様性の秘密

生殖とは個体全体の総合作業

　エストロゲンは、われわれの身体のほとんどすべての機能と関係していることを述べたが、1つのホルモンであるエストロゲンが、いかにして全身に及ぶ多様な作用を発揮できるのかいまだ全貌は明らかではない。しかし、生殖とは個体全体の調節システムが駆り出される現象であり、生殖のあらゆるステップにエストロゲンが主導的役割を演じていることから、エストロゲンの作用は全身に及ぶことは、ある意味では当然のことである。

　では、生殖、すなわち新しい世代を生み出すにはどのような生物学的なプロセスがあるのだろうか。

　まず、男女とも新たな世代を生み出すにあたり、心身ともに発育し成熟することが前提となる。さらに、生殖器系が正常に働く必要がある。また、子育てに適した環境が確保された状況下で、男女がタイミングよく出会い、お互いに引き付け合う必要がある。そして、男女の出会いによって、それぞれに刷り込まれている子作りという本能を開花させなければならない。

　妊娠すると胎児が順調に発育し、母児ともに安全に出産に至るようなプログラミングが必要であり、分娩後は赤ちゃんに対する愛着が芽生え、授乳により赤ちゃんが元気に育たなければならない。

　妊娠、出産、育児が順調に経過するには、母親が健康体であるということも重要な要件となる。特にヒトの場合には子どもが独立するまでの期間が長く、出産後も数十年間に及ぶ母親の健康維持も必要条件となる。

　このようにながめてみると、次世代を残すというヒトの営為は、われわれの精神とあらゆる身体の機能を駆使しており、エストロゲンがなければ、どのステップも進行しない。つまり、エストロゲンは生殖の全過程を統括している。このことはとりもなおさず、エストロゲンは全身の機能を調節しているといえる。その仕組みの全貌は、まさに生体調節系の妙ともいえるものであり、生命の神秘にもつながるものである。人知を尽くすことで断片的には、そのからくりを暴くことはできるだろう。しかし、精緻を極めた一連の生殖現象の全体像を解明しようとするわれわれの試みは、永遠の課題のように思える。

　エストロゲンはどのようにして、このような離れ業を成し遂げているのだろうか。

　その一端を理解するために、エストロゲンはいかにして生殖の全過程を統括するという多様な作用を発揮できるのかを考えてみたい。

エストロゲンとは単一ではなく集団である

主に卵巣で作られるエストロゲンは、体内でさまざまな物質に代謝され変化する。個々の代謝物の多くも、なんらかのエストロゲン活性を保有しており、この個々のエストロゲン代謝物の多くは、エストラジオールの作用の仕方とは異なっている。例えば、エストラジオールには多くの標的組織があるが、個々の代謝物はそれらが作用する組織は代謝物ごとに限られており、しかも、エストロゲンとしての作用の強さもまちまちである。さらに、エストロゲン代謝物の多くは、それが作用する組織の一部に対してはエストロゲン作用（＝エストラジオールの作用）を発揮するが、他の組織に対しては、むしろ、エストロゲン作用を打ち消すように働いている（図10）。このように、分類上エストロゲンとみなされていても、まったく属性が異なるエストロゲンが体内で多数存在している。

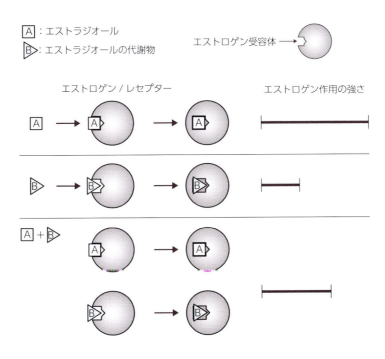

図10　エストラジオールとその代謝物の相互作用

さらに、月経周期の時期、妊娠初期などのさまざまな生理的状態によって、その分泌量は常に変化し各エストロゲン代謝物の産生比率も異なる[29]。

このように、卵巣でのエストロゲンの産生量の変化に加え、多くのエストロゲン代謝物が組織特異的に固有の作用を発揮することが、エストロゲン作用の多様性を生み出す機序のひとつとなる。

血中の蛋白質がエストロゲン作用を調節する

血中に存在するエストロゲンとテストステロンの大部分は、性ステロイドホルモン結合蛋白（sex hormone-binding globulin；SHBG）と結合した状態にある。SHBGと結合したホルモン（結合型）は非活性であり、蛋白質と結合していないホルモン（遊離型）のみが細胞に作用して効果を発揮する（図11）。

エストロゲンは肝臓で代謝を受け、胆汁中に移行し糞便中に排泄され、一部は尿中にも出る。SHBGと結合していると肝臓での代謝は受けにくく、血中に長くとどまる。一方、遊離型のエストロゲンは結合型に比べ短時間で血中から除かれる。血中に存在するSHBGは肝臓で作られる。エストロゲンはSHBGの合成を促し、逆にテストステロンは抑制する。つまり、エストロゲンが増えると、SHBGが増えて結合型エストロゲンの比率が増し、エストロゲンの作用は減弱する。

エストロゲンには多くの種類があり、個々のエストロゲンのSHBGへの結合の強さはまちまちである。従って、個々のエストロゲン作用の強さはSHBG濃度によって変化する。実際のエストロゲン作用の程度は、エストロゲンとSHBGの両者の濃度の組み合わせにより決定されることになる。

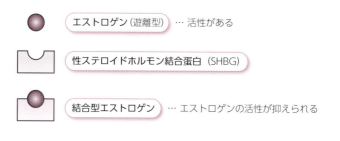

図11　エストロゲンの遊離型と結合型

さらに話は複雑になるが、エストロゲンの標的であるいくつかの組織ではSHBGは限局して存在し、そこでエストロゲンをSHBGに結合させることで、局所的にエストロゲン濃度を高めている。またSHBGは、局所において特有のメカニズムでエストロゲン作用を調節するような働きをしていることもわかってきた[30]。このようにSHBGは、エストロゲンの活性や標的組織へのエストロゲン作用の強弱を調節することで、エストロゲン作用の多様性を生み出している。

エストロゲンはさまざまな組織で作られる

　エストロゲンは、アロマターゼという酵素（テストステロンなどの男性ホルモンをエストロゲンに転換する酵素）により作られる（図12）。卵巣以外にも脳、乳腺、肝臓、脂肪組織、皮膚、骨、子宮などの多くの組織にもアロマターゼが存在し、そこでエストロゲンが産生されている。

　血中に存在するエストロゲンは主に卵巣で作られたものである。一方、卵巣以外で作られるエストロゲンは血中へは移行しないか、移行してもわずかであり、これらの組織内でのみ作用する。従来ホルモンとは特定の部位（内分泌器官）で作られ、血液により運ばれることで遠隔の組織や臓器に作用を及ぼす物質と定義されており、厳密な意味で卵巣由来のエストロゲンのみがホルモンということになる。ただし、胎盤で産生されたエストロゲンは母児血中へ放出され、妊娠維持や胎児の発育に寄与しているので、本来の意味でのホルモンといえる。

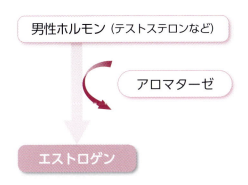

図12　エストロゲンは男性ホルモンから作られる

アロマターゼの量が増えると、エストロゲンの産生量は増えるが、卵巣やそれ以外の組織におけるアロマターゼの量は各組織特有の仕組みで調節されている。そのため、卵巣でのエストロゲンの産生が低下しても、乳腺では逆に増えるということもある。その結果、エストロゲンの作用の程度は各組織によって異なることになる。言い換えれば、エストロゲンの作用の強さは、組織ごとにきめ細かく調節されているということである。

　通常、ホルモンは全身の血管系を通じてあらゆる臓器に一様に作用する。ところがエストロゲンは、全身に作用するホルモンとしての特徴を有しているとともに、局所で作られその組織に限定的に作用する局所因子としての性格をもあわせ持っている。

ホルモン分泌のフィードバック機序
　　―エストロゲンの特異性―

　ホルモンは、一般的にはある現象を一方方向に向けるように作用し、目的を達した後はホルモンの分泌量を減じるか、あるいは、拮抗する作用を有する別のホルモンが分泌されバランスをとっている。

　例えば、下垂体から分泌される甲状腺刺激ホルモン（thyroid stimulating hormone；TSH）は、甲状腺に作用して甲状腺ホルモンの分泌を刺激する。甲状腺ホルモンが十分量存在すると、TSHの分泌量は抑制される。また、血中のカルシウム濃度が低下すると、副甲状腺ホルモンの分泌が高まり、血中カルシウム濃度が上昇する。血中カルシウムが一定のレベルを超えると、副甲状腺ホルモンの分泌は低下して、血中カルシウムを適正な範囲に保つような仕組みがある。これらの調節のしくみはネガティブ・フィードバック機序とよばれ、生体のさまざまな機能を一定に保つ（ホメオスターシス）うえで欠かせないものである。

　エストロゲンに関しても、基本的には卵巣からのエストロゲン分泌と性中枢（視床下部と下垂体）の間にはネガティブ・フィードバック機序が作動している。それに加えて．排卵直前にはエストロゲンが増えると、エストロゲンは性中枢に作用してさらに卵巣を刺激するホルモンを分泌するしくみがある。すなわち、排卵が近づくと卵巣からのエストロゲン分泌は増加するが、下垂体からさらにゴナドトロピンが分泌され、卵巣を一層刺激する。その結果、直前に至るまで血中エストロゲン濃度は急峻に上昇する。これをポジティブ・フィードバック機序という（図13）。なお排卵後は、

黄体組織から黄体ホルモンとエストロゲンが分泌され、両者のホルモンは視床下部-下垂体に対してネガティブ・フィードバック作用を及ぼし、ゴナドトロピン分泌は抑制される。このように視床下部-下垂体-卵巣系に関しては、他のホルモンと同じようにネガティブ・フィードバック系による調節系が作動しているが、さらに、排卵の前にはポジティブ・フィードバック系が始動することが、エストロゲンの分泌調節系を特徴づけている。

　エストロゲンは卵巣以外のさまざまな組織で作られている。しかし視床下部-下垂体からの支配を受けてエストロゲンの産生が調節されているのは卵巣のみである。脳内でもエストロゲンは作られているが、卵巣でのエストロゲン産生とは独立している調節系のもとで作られる。このことにより、周囲のできごとに迅速に対応して、身を守るために必要な感情や行動を短時間で惹起することができる。このようにエストロゲンは産生組織に特異的な調節系によって産生されているという点でユニークなホルモンといえる。また、このことがエストロゲンの血中濃度が一定でも、組織ごとに多様な作用を発揮することを可能にしている。

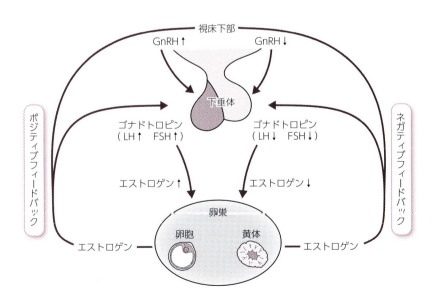

図13　エストロゲンのフィードバック機序

標的組織におけるエストロゲンの作用様式の多様性
   ─複数の受容体の意義─

　ホルモンは、細胞に存在する受容体に結合することでその作用を発揮する。一般には、それぞれのホルモンは固有の受容体にのみ結合する。ホルモンがどの組織に働くかはそのホルモンに対する受容体を有するか否かにより決まる。通常、各ホルモンはそれに反応する1種類の受容体がある。そのため、ホルモン作用の程度はおおざっぱにいえば、ホルモンと受容体の量により決まることになる。

　多くの組織にエストロゲン受容体が存在しているが、興味あることに、エストロゲンには、少なくとも2つの受容体（αとβ）があることが知られている。では、これらの受容体によってエストロゲン作用をいかに調節するのだろうか。

　古典的には、エストロゲン作用とは子宮に対する作用の有無で判断された。子宮筋や子宮内膜には2つの受容体があり、いわゆるエストロゲン作用（子宮の増大や子宮内膜の増殖）は受容体αを介するものであり、受容体βは受容体α作用に拮抗するような作用を発揮する（図14）。このように、2種の受容体は相反する作用を同時に発揮することにより、標的組織の機能の陰陽バランスを保っている。

　さらに、2つの受容体の関わりの違いの例を挙げる。去勢や閉経を契機として皮下脂肪量が増える。このことからエストロゲンは皮下脂肪の蓄積を抑えていると考えられる。エストロゲンによる皮下脂肪量の調節の仕組みとして、受容体αを介するエストロゲン作用がなくなると脂肪量を増す。しかし、受容体βを介するエストロゲン作用をも抑えると脂肪量はふえない。つまり、受容体αを介する作用が消失することにより生じる変化には、受容体βの関与を必要とする[31]。また、エストロゲンは糖代謝を改善し、糖尿病を防ぐような作用を担っているが、そのメカニズムは大変込み入っている。エストロゲンは、受容体αと受容体βの両方に作用して血糖を調節する。受容体αは、インスリンの作用を強めることなどで糖の利用を高めるような役割を果たし、受容体βは、受容体αの作用を弱めるように働く[32]。正常な状態では両者の巧妙な調節によって糖代謝が維持されているが、エストロゲンがないと主に受容体αへの作用が弱くなり相対的に受容体βを介する作用が優勢となる。するとインスリンの作用が弱まり糖尿病が発症しやすくなる。動物実験で受容体βを欠く動物を作成すると、エス

トロゲンがなくても糖代謝は正常となっている。

　受容体αとβの量は組織ごとに異なっており、しかも、エストロゲンの作用状況により受容体の量は変動する。また話が複雑になるが、体内には多数のエストロゲンが存在しているが、個々のエストロゲンは2つの受容体へ結合する程度がすべて異なっており、αまたはβのいずれかにしか結合しないエストロゲンもある。このようなことで、エストロゲンの血中濃度は全身ほぼ均一ではあるが、各組織に対するエストロゲン作用は組織ごとにまったく異なっている。

　多くのホルモンはその受容体が単一である。ときに複数存在していたとしても、共通の祖先型である受容体の一部が変異したもので、それらの作用はおおむね類似している。ところが、エストロゲン受容体は、長い進化の歴史の早い時期に受容体αから受容体βが分化したといわれており、動物が進化を遂げてきた長年の歴史において両者は、ほとんど別個の独立した機能を担ってきたと思われる。つまり、エストロゲンは受容体αと結合

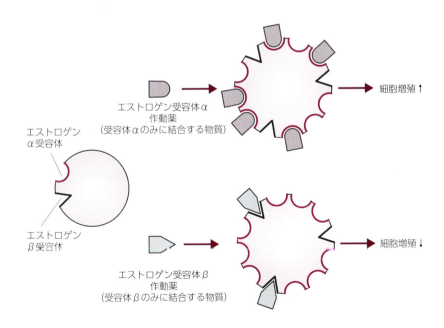

図14　子宮内膜細胞におけるエストロゲンの作用

するか、βと結合するかによってあたかも異なったホルモンとして振る舞っているといえる。おそらく、エストロゲン受容体にαとβがなかったら生物は、現在あるような進化をたどることができなかったであろう。

　エストロゲンの作用をさらに難解にしていることは、受容体αやβを介さないものもあるということである。これほどに複雑きわまるメカニズムで作用するホルモンは、エストロゲン以外にはないだろう。また、このことがエストロゲン作用の多様性や精緻な調節性を可能にしている。

エストロゲンは他のホルモンの作用を調節する

　エストロゲンは単独でも各臓器に対し、臓器特有のさまざまな作用を発揮する。それのみならず、インスリン、成長ホルモン、子宮収縮や乳汁分泌に関係するオキシトシン、母乳を作るプロラクチンなど多くのホルモンの分泌や作用にも影響をもたらしている。つまり、身体全体の機能を調節する多くのホルモンを巻き込んでエストロゲンはその特有な役割を演じている。生殖を成功裏に導くために、多くのホルモンがエストロゲンの指揮のもとに整然と統合的に作用しているともいえる。

　エストロゲンが、いかにして全身の各臓器の機能を精妙に調節しているかを述べてきたが、その仕組みがあまりに精細をきわめ、たとえ概念的に把握できたとしても、とても、その仔細まで把握することは困難である。神秘と畏怖の対象ともいえる生殖に関わる巧妙なからくりを、何をもって理解できたかという哲学的な問いかけになるだろう。

3章

エストロゲン作用の多様性の秘密

4章 女性の一生とエストロゲンの関わり

思春期とエストロゲン

エストロゲン分泌は思春期から急に高まる

　思春期とは8〜9歳から17〜18歳の期間であり、乳房発育に始まり、恥毛の発現、身長の伸び、皮下脂肪の蓄積、初経が順次起こり、月経周期がほぼ順調にみられる。なお早発思春期とは、乳房発育が7歳未満、陰毛発生が9歳未満、初経が10歳未満（早発月経）でみられるものを指す。

　生まれつき卵巣が機能していない女性では思春期がみられず、エストロゲンを補充すると思春期に特徴的な心身の変化がみられることから、思春期女児の心身の変化は、エストロゲンのよるところが大きいことは明らかである。ただし、外陰部や腋窩の発毛は副腎由来の男性ホルモンの作用である。思春期には、エストロゲン分泌は急速に高まるが、思春期が開始する以前から血中エストロゲン濃度は少しずつ上昇している。思春期に先立ちエストロゲンが増える機序は、視床下部由来のホルモンであるゴナドトロピン放出ホルモン（GnRH）の分泌が高まってくることによる。GnRHは下垂体に作用し、卵巣を刺激するホルモン（FSH, LH）の分泌を促す。

　ではなぜ、GnRH分泌が高まるのだろうか。

　その説明としては、小児期には卵巣から出るわずかなエストロゲンによりGnRH分泌が抑制されていたが、思春期が近づくと、エストロゲンによる抑制が弱まることでGnRHの分泌量が増してくる、という解釈が広く受け入れられている。

世界的に思春期の開始が早まっている可能性がある

　思春期が異常に早い場合を早発思春期とよぶが、その原因としては性機能の調節を司る性中枢の炎症、外傷、腫瘍などがある。また、エストロゲンを産生する卵巣や副腎の腫瘍などが原因となりえるが、原因が不明のものもかなりある。

　近年、多くの先進国では思春期の開始が低齢化しているといわれている。最近のアメリカの調査結果によると、乳房の発育が開始する平均年齢は白人では約10.0歳、アフリカ系アメリカ人では8.9歳となっている。つまり、わが国の小学生3〜4学年に相当する[33]。また、早発思春期に相当する7歳までに乳房の発育がみられる女児の割合は、白人10％、アフリカ系ア

メリカ人23％、ヒスパニック系15％、アジア系2％であった。特筆すべきこととして、早期に乳房の発育をみる少女のほとんどは、明らかな疾患によるものではないということである。

ここで懸念されていることは、食物を通じて環境中に存在するエストロゲン様作用を有する物質（内分泌かく乱物質、あるいは環境ホルモンと呼ばれる）を摂取しているのではないかということである。

さらに、思春期の低齢化には、文明が生み出した人工的生活環境も関係しているだろう。例えば、都市に生息する鳥は生殖機能の獲得が早まることが知られており、メラトニン分泌が低下している[34]。夜間に人工的照明にさらされているヒトでもメラトニン分泌が低下し、思春期が早期に発現してしまう可能性もあり得るだろう。ヒトやトリではメラトニンは卵巣機能に抑制的に作用することは150頁で詳述した。これ以外にも、後に述べる女児の肥満傾向も関係しているだろう。

女児の肥満は思春期を早める

これまでは、女児が一定の体重になると思春期が開始すると考えられていた。しかし最近の専門家の見解では、たとえ5歳、6歳で体重は軽くても相対的に脂肪組織が多いと、思春期の過程が早期に進行してしまうという[35]。また、アメリカの調査結果では開発途上国などの女児を養子にして、脂肪が豊富な食事を与えると、早期に思春期を迎えてしまうことが多いという。肥満がなぜ思春期を早めるかというと、脂肪組織から分泌され食欲を抑えるレプチンというホルモンが、脳の性中枢に作用して卵巣を刺激す

思春期が早まることによる問題点

本来、思春期とは、社会的な常識や生きるうえで必要な知恵の獲得とともに、身体的成熟が並行して進行する。しかし、精神的な成熟と身体的成熟が乖離していると、当人や周囲も戸惑うこととなり精神的にも不安定な状態になって、社会適応にも支障をきたすことがある。しかもその状態は、思春期を過ぎて青年期にまで及ぶこともよくある。身体的には、早期にエストロゲンが分泌されるため、骨の成長が早期に止まり、低身長となってしまう。

さらに、性犯罪などに巻き込まれるおそれもあるだろう。また、身体の早熟化により人工妊娠中絶を経験する頻度が高まり、性感染症などのリスクも増す。それ以外にも女児の早熟傾向はさまざまな問題が絡んでいる。例えば、初経が早いほど乳がんの発生率が高まるといわれ、また早発思春期は、うつ状態や摂食異常との関連も指摘されている。

るホルモンを分泌させる結果、卵巣からのエストロゲン分泌が増加するからである。また一方で、レプチンはインスリンに対する組織の感受性を低下させるので、血中のインスリンが増えてしまい、インスリン濃度が高まると、さらに脂肪組織が増加するという悪循環が形成される。

月経とエストロゲン

月経はエストロゲンにより生じる（図15）

　卵巣機能が正常な女性では、月経は約28日間隔で起こる。月経開始日を月経周期の第1日目とすると、排卵は14日目あたりに起こる。月経時にはエストロゲンは最も低値となり、その後、排卵に向けて徐々に上昇する。排卵直前に急峻に増加してピークを形成し、排卵時にはいったん低下する。なお、妊娠可能期間は排卵前の3〜4日間から排卵後1日間である。

　排卵後、エストロゲンは排卵直前のピーク時ほどではないが、再び上昇する。エストロゲンとともに黄体ホルモンが分泌され、そのため体温が0.3〜0.5℃高くなる（高温相）。月経が開始する数日前からエストロゲンと黄体ホルモンはともに低下し、月経時にはエストロゲンは最低値となり、黄体ホルモンはきわめて低値となる。

　このように、エストロゲン分泌の特有な変動により正常な月経が起こる。正常な月経とは28日前後で周期的にみられ、3〜7日間持続し、総出血量は50〜250gである。卵巣機能が障害されると月経の周期が短縮したり、逆に伸びたりし、さらに規則的にくる月経の出血のパターンとは異なってくる。卵巣機能が高度に障害されると無月経となる。

月経周期に伴うエストロゲンの変動と女性の行動

　エストロゲンは女性の生殖器のみならず、情動や全身の代謝にも影響を及ぼす。そのため女性の気分や体調は月経の時期によって変化する。

　動物では、エストロゲンがふえる発情期には運動量が増すと述べたが、ヒトでも一般にエストロゲンのみが作用しているときには、女性は活動的となる。しかし、エストロゲンに黄体ホルモンが加わると、活動は抑制される傾向がある。

　動物では食欲などの要求が満たされると快感を覚える。このように快感

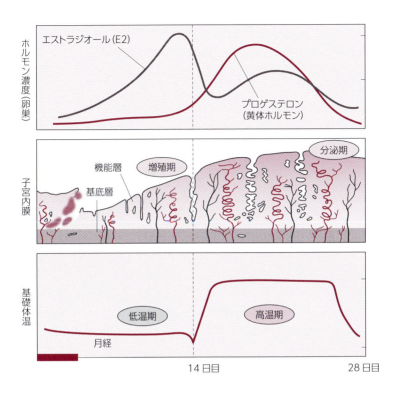

図15 月経とエストロゲン

を呼び起こす食物は"報酬"といえる。また異性との接触の報酬となる。人では金銭、物質、名誉なども間接的に快感に結びつくので報酬となる。ヒトや動物の脳内には快感をもたらした行動を繰り返すことを制御する中枢がある。これを報酬系とよび、生命維持や向上心・社会活動を促すことなどに役立っているが、一方では薬物中毒などとも関係する。報酬系はエストロゲンにより活性化され、黄体ホルモンにより制御される。そのため排卵前には報酬系はもっとも高まっている[36]。報酬系は活動性を高めることになり、女性ではエストロゲンがピークとなる排卵前に活動性が高まる傾向がある。

また女性アスリートでは、月経周期と運動のパフォーマンスとは特に関係しないという選手が多いが、20％程度ではあるが、月経が終了して排卵

に至るまでの時期は体調がよく、ベストな結果を出せると述べている。興味あることに、スポーツによるけがもこの時期には少なく、月経時には多くなるようだ。一方、排卵後から月経の時期に体調がよいという選手はあまりみられない。

さらに排卵前では、食事の摂取量が低下する傾向にあり、カロリー量にして250〜600キロカロリー程度摂取量が低下するといわれている[37]。排卵を欠く女性ではエストロゲンの変動が少なく、摂食量の変化は乏しいともいわれている。排卵後は、エストロゲンとともに黄体ホルモンが分泌されるが、食欲は一般に増進する。黄体ホルモンが増加するのは排卵後、あるいは妊娠中である。これらの時期は、いずれもエストロゲンも同時に分泌されている。つまり、黄体ホルモンはエストロゲンの食欲抑制効果を打ち消すように作用している。

動物でも、イヌやネコなどでエストロゲン分泌が亢進する発情期になると食欲が落ちることはよく知られている。ラットでもエストロゲンは摂食量を抑えるといわれ、動物ではエストロゲン分泌が高まる時期には、摂食量はその前後と比較して約25％低下するという。厳密にいえば、エストロゲンの食欲に対する作用の発現には12時間以上を要するため、血中のエストロゲン濃度のピークから半日程度遅れて食欲は低下する。一方、排卵後には食物の摂取量が増すといわれている。また、甘いものや塩辛いものといった味の好みも月経周期により変動することが知られており、エストロゲンや黄体ホルモンの作用が関係しているようだ[38]。

無月経になる理由

エストロゲンを分泌する臓器は卵巣であるが、卵巣は脳の視床下部から出るホルモンが下垂体に作用し、そこから卵巣機能を調節するホルモンが分泌されることでエストロゲンを分泌し、排卵が起こる。従って、視床下部、下垂体、卵巣のいずれの障害でもエストロゲン分泌が障害され、月経が不規則、あるいはまったくみられなくなる（無月経）。

月経がなくなってしまった場合には、それに先行した時期に身体的変化、生活環境の変化、薬剤の使用などの情報があれば、何が原因となった無月経かが想像できる。

無月経女性のエストロゲン値は、無月経の原因により異なる。無月経の原因の多くは卵巣機能の調節センターである視床下部の機能異常で、この

ような無月経例では、エストロゲン分泌は月経がある女性の卵胞期の前半（月経開始後7日目以内）に相当する程度に保たれている場合と、閉経女性ほどではないが極端に低値な場合とがある。

　前者には、以下のような場合がある。

　まず、体質的に月経が規則的にみられず、しばしば3～6カ月間程度月経がなくなる女性がいる。このような女性の多くは、多嚢胞性卵巣症候群と診断される。このような女性では初経以来、月経が不規則の傾向が持続している。約10人に1人にみられ、多くは体質であり病気と考える必要はない。また、不規則な生活、肥満の女性、糖尿病、肝臓や腎臓などの内臓疾患、甲状腺疾患なども無月経に原因になりうるが、エストロゲンはある程度分泌されていることが多い。一方、エストロゲン分泌が著しく低下する無月経は、ダイエットなどにより3～6カ月間で体重が10％以上減少した場合や、身近な人との離別、受験、就職、失恋、過激な運動など高度な心身のストレスを経験した場合などである。

　同じ視床下部の障害による無月経であっても、上記の両者を見分けることが重要である。なぜなら、後者の状態が長期化するようであれば、エストロゲンの補充が必要である。他方、エストロゲン分泌がある程度保たれている無月経では、排卵がないため黄体ホルモンは分泌されず、エストロゲンのみがだらだらと分泌されている。このような状態では、子宮の内腔を覆っている子宮内膜という組織が過剰に増殖し、子宮にとって好ましくなく、半年間以上放置すると子宮体がんのリスクが高まるので、なんらかの治療が必要となる。

　下垂体や卵巣が障害されている無月経では、一般にエストロゲン分泌は高度に障害されることが多い。下垂体の障害の場合には、下垂体の腫瘍や炎症が原因のこともあり、早急な診断と治療を要する。卵巣の障害に関しては、抗がん剤の使用などで起こるものは回復の可能性はあるが、自然に生じたものは早晩閉経状態に移行する。妊娠が難しい状態であるが、卵巣の機能障害が進んでいない状態では、治療により妊娠は不可能ではない。なお妊娠の可能性は、卵巣以外の原因で無月経に至った女性ではホルモン製剤などの治療により十分に期待がもてる。

妊娠とエストロゲン

妊娠の成立には母体卵巣由来のエストロゲンが不可欠

　排卵、受精、卵の子宮への輸送などの妊娠に先行するさまざまな現象、および初期胚の着床・発育などの妊娠初期の過程では、エストロゲンは重要な役割を果たしている。また、卵や初期胚の受け皿である子宮側から妊娠の成立過程をみてみると、エストロゲンは子宮内膜に作用して着床可能な状態にさせ、加えて胎芽の発育とともに子宮を増大させ、子宮への血流量を増やすことで妊娠初期の過程が順調に進行するのを助けている。

　妊娠が成立すると、排卵後に形成された黄体は妊娠黄体となり、そこからエストロゲンが黄体ホルモンとともに分泌される。妊娠7〜8週ぐらいまでは母体の卵巣由来のエストロゲンが黄体ホルモンとの巧妙な共同作業のもとに妊娠を継続させる。

妊娠8週以降は絨毛細胞(胎盤)でエストロゲンが産生される

　妊娠7週では、母体血中のエストロゲンや黄体ホルモンは母体の卵巣と将来胎盤を構成する絨毛細胞との双方から分泌され、妊娠8週以降になると、絨毛細胞が主要な産生部位に取って代わる（図16）。なお、絨毛細胞は胎盤を構成する中心的な細胞であり、妊娠12〜14週で形態的・機能的

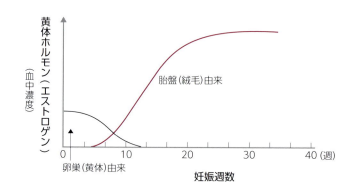

図16　妊娠経過とホルモン濃度

に胎盤といえるものができあがる。

　母体血中のエストロゲンは妊娠の進行とともに増加し、妊娠末期まで上昇傾向にある。妊娠中に増加しているエストロゲンは主にエストリオールである。エストリオールは卵巣からはほとんど分泌されないため、非妊時にはごくわずかしか存在しないが、妊娠すると約1,000倍に上昇する。その結果、母体血中に存在するエストロゲンの60〜70％はエストリオールとなる。なお非妊時における主なエストロゲンであるエストラジオール、エストロンも妊娠により50〜100倍程度増加する。

　妊娠中のエストロゲンの産生部位は胎盤であり、そこで作られたエストロゲンの大部分は母体側へ分泌されるが、一部は胎児にも移行する。そのため、胎児血中のエストロゲン濃度は母体血中に近い濃度となっている。

妊娠中に増えるエストロゲンは胎児の副腎・肝臓と胎盤との共同作業で作られる

　妊娠中は胎盤でエストロゲンが作られ、母児ともに高濃度のエストロゲンにさらされることを述べたが、正確にいえば、胎児の副腎で作られるステロイドホルモンをもとにして胎盤でエストロゲンが合成されるということになる。胎児の副腎は出産近くになると5ｇ（ほぼ腎臓の大きさに相当）ほどあり、ほぼ成人の副腎に匹敵する大きさである。体重比にして胎児の副腎は成人より20倍程度大きいことになり、胎児では副腎は最も大きい

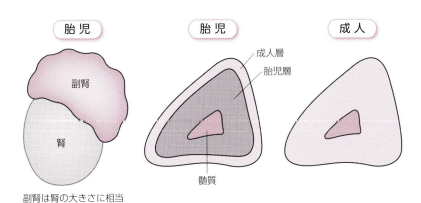

図17　胎児の副腎と腎の関係

内分泌臓器である。そのため、胎児の副腎のホルモン分泌量は安静時の大人の2～7倍にもなる（図17）。

　胎児の副腎の大部分（70～90％）を占めるのは、内層にある胎児層fetal zoneであり、外層には成人層adult zoneがある。出生後には、胎児層は急速に変性萎縮し、生後1カ月で出生前の50％以上が退縮し、生後1年後には消失する。

　胎児期の副腎が多量に分泌するホルモンは、デヒドロエピアンドロステロンサルフェート（dehydroepiandrosterone-sulfate；DHEA-S）である。副腎の胎児層はまずデヒドロエピアンドロステロ（DHEA）を合成する（図18）。これは弱いが男性ホルモン作用がある。その大部分は副腎内で硫酸抱合体（DHEA-S）となって血中に放出される。DHEAは弱いが男性ホルモン作用があり、DHEA-Sに転換されることで、男性ホルモン作用はさらに弱くなる。DHEAがDHEA-Sに転換される理由のひとつは、DHEAが直接血中に移行することによる女児の男性化を防いでいるのだろう。あるいはDHEA-S自体にDHEAとは異なった胎児に対する重要な生理作用があることが考えられる[39]。なお胎児副腎では、妊娠8～10週ですでにDHEAの産生が確認されている。

　胎児の血中に放出されたDHEA-Sは、胎児肝臓で水酸化され（OH基が付加して16α-hydroxy DHEA-Sとなる）、その後、胎盤に運ばれる。胎盤では水酸化されたDHEA-Sをスルファターゼ（硫酸塩を加水分解して硫酸基を除去する酵素）により再びDHEAに転換し、それを基質にして胎盤にあるアロマターゼ（絨毛を構成する合胞体細胞に存在する）の作用によってエストリオールに転換する。このように、胎児副腎、胎児肝臓、胎盤の共同作業でエストリオールが作られ、妊娠中に存在するエストロゲンの90％以上を占めることになる。

　なお、胎盤で作られるエストロゲンとして、エストリオール以外にエストロンやエストラジオールがある。エストリオールは、すべて胎児の副腎から出るDHEA-Sをもとにして合成される。エストロンやエストラジオールの60％は、胎児の副腎由来のDHEA-Sを原料にしているが、残りは母体の副腎から出るDHEA-Sを利用している[40]。また、胎盤におけるエストロゲンの産生は、胎盤から出る絨毛性ゴナドトロピン（hCG）により促されている。

無脳児ではエストリオールが低い

　下垂体を含む脳全体が欠損している無脳児では、下垂体から副腎を刺激するホルモンであるACTHが分泌されないため胎児副腎が萎縮する。そのため、DHEA-Sの分泌量はごくわずかとなり、その結果、エストリオールはほとんど作られない。しかしながら、先に述べたように、母体の副腎で作られたDHEA-Sが胎盤に運ばれて、エストラジオールになるため、無脳児ではエストリオールはごくわずかでも、エストラジオールはかなりの高濃度で存在している。

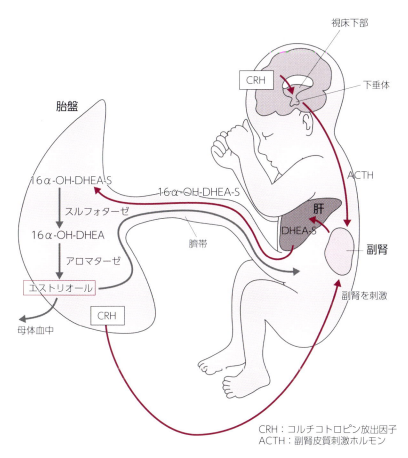

図18　胎児・胎盤系でのエストリオールの合成

エストロゲンの母体に対する作用

　絨毛細胞から出るエストロゲンは、胎盤内の血管を発達させることで胎盤の発育を促進している。なお、胎盤発育に関わるエストロゲンの作用には、血管を伸長させる血管成長因子が介入している[41]。

　妊娠中には胎児発育とともに当然子宮も増大するが、エストロゲンの作用によるものである。さらに、妊娠中には胎児の発育を支えるために、母体の全身の血管が拡張して循環血液量が40％程度増えているが、この機序にエストロゲンが関与していると考えられる。また、分娩が終了すると直ちに哺乳が必要となる。このために妊娠中に乳腺を発育させ、下垂体のプロラクチン産生細胞を増殖させる必要があるが、このような母体の変化にもエストロゲンが重要な役割を果たしている。

エストロゲンの胎児に対する作用

　サルを用いた研究から、エストロゲンは肺や肝臓などの主要臓器の成熟に関わっているとされている。さらに胎児の脳に作用し、中枢の性分化（社会において、どの性として行動したいか、あるいは、実際にどう行動しているか、さらに性腺を調節する中枢の内分泌機能が男性型か女性型かといったことなど）のカギを握っている物質である。

　胎児の下垂体には、胎齢8〜10週ですでに下垂体ホルモンである卵胞刺激ホルモン（FSH）、黄体刺激（LH）、プロラクチンなどを作る細胞が認められる。これらの下垂体ホルモンの発現はエストロゲンにより調節されており、特にプロラクチンの発現はエストロゲンにより刺激される[42]。なお、副腎からDHEA-Sが分泌されないウシ、羊、ウサギの胎仔では卵巣でエストロゲンが産生され、脳の性分化や卵巣発育に関係していると推定されている。卵巣に存在する卵は胎児期に作られ、生後はその数は減少の一途をたどる。ヒトでは胎齢15週から原始卵胞の形成が開始する。卵巣にはエストロゲンの受容体（ERα、β）があり、妊娠中のサル（ヒヒ）にエストロゲン合成酵素阻害剤（アロマターゼ阻害剤）を投与すると、胎児の卵の数（卵胞数）が減少し、エストロゲンを同時に投与すると回復する。以上のことから、胎児期の卵巣での卵の形成には、エストロゲンが必要のようだ[43]。

分娩発来のメカニズムとエストロゲンの関わり

　分娩が開始する前に、母体血中のエストリオールの濃度は最大となり、このことが陣痛開始と密接に関係する。エストリオールと陣痛開始との関連を示唆する事実として、妊娠中にエストリオールが作られないような妊娠では、分娩が遷延することがしばしばある。例えば、無脳児、胎児のスルファターゼ欠損症（注）、胎児の副腎の形成不全などではいずれも母児血中のエストリオール値が低く、分娩の時期が遅れる傾向にある。

注：スルファターゼという酵素は、硫酸塩を加水分解し、硫酸基をはずす作用がある。それがないと胎盤でDHEA-SをDHEAに転換できず、そのためエストリオールが作られない。

　では、エストリオールはどのようにして陣痛を起こすのだろうか。
　まず、子宮に作用して子宮頸管の熟化を促す。さらに中枢からのオキシトシン分泌を促し、子宮でオキシトシン受容体を増やし、オキシトシンの感受性が高まることなどで陣痛を誘発すると考えられる。なお妊娠中には、黄体ホルモンとエストロゲンの両方が増えており、黄体ホルモンは妊娠を維持させるように子宮筋に作用することでエストロゲン（エストリオール）の子宮への作用を抑えている。妊娠の進行とともに黄体ホルモン／エストロゲン比は低下し、分娩が近づくと最も低くなることで、エストロゲンによる子宮の収縮作用が現れるようになる。

　ヒトの分娩発来の詳しいメカニズムは、以下のとおりである。
　まず、胎児の副腎は下垂体から出るACTH（adrenocorticotropic hormone）により発育する。ACTHは、さらに視床下部から分泌されるコルチコトロピン放出ホルモン（corticotropin-releasing hormone；CRH）により分泌が刺激される。つまり、副腎はCRH（視床下部性）→ACTH→副腎という流れで発育し、ホルモンを分泌する。

　しかしながら、胎児では副腎からのホルモン（副腎皮質ホルモン）分泌が亢進しているため、ネガティブ・フィードバックを受けて視床下部からのCRH分泌は抑制されている。ところが興味深いことに、CRHは視床下部以外に胎盤からも産生される。胎盤由来のCRHは胎児副腎のホルモン産生が亢進するとCRHの分泌も刺激される。つまり、両者はポジティブ・フィードバック機序により分泌が調節されている。

　この結果、CRH（胎盤由来）→ACTH→副腎という機能システムができ

る。このため、妊娠の進行とともにDHEA-Sとエストリオールが持続的に増加する。さらに、胎児副腎にはCRH受容体があり、胎児副腎に対して胎盤由来のCRHはあたかもACTHのような役割を発揮し、直接副腎に作用してコルチゾールやDHEAの産生を亢進させる[44]。

出生後に胎児副腎の胎児層は急激に委縮するのは、胎盤由来のCRHによる刺激が消失したことによる。母体血中のCRHは妊娠の進行とともに漸増し、分娩発が近づくと急峻な増加があり、分娩直前にピークとなる[45]。

CRHの変動と一致して、エストリオールも分娩直前に増加する。CRHはエストリオールをふやす以外に胎盤にも作用して、そこからのオキシトシン分泌を刺激することで子宮の収縮をもたらす。結局、胎児副腎と胎盤由来のCRHが協働して分娩のタイミングを決定していることになる。

ではなぜ、妊娠40週近くになると胎盤でのCRH産生は急に高まるのだろうか。

おそらく、胎盤の老化により胎盤内環境が低酸素状態になることや、その結果、胎児がストレスを受けると胎児副腎からコルチゾールが分泌され、これらが胎盤におけるCRH産生を刺激する引き金となるからである[46] (図19)。

早産例の多くでは母体CRH濃度が高く、エストリオールも早期に上昇している。子宮内環境が胎児にとって好ましくないと、胎盤からのCRH分泌が高まり、早期の分娩に至ることになる。換言すると、多くの早産では胎児が不良な状態に陥り、胎児副腎と胎盤が協働して母体（子宮筋）にシグナルを送ることで早期に子宮内から脱出を図っているといえる。

以前では、母体の尿中エストリオールを定量することで胎児の状態を評価していた。この理論的背景として、胎児の発育不全や胎児の状態が不良となると、胎盤からのエストリオール産生量が低下するため、母体の尿中エストリオール量が低下するという推論があった。しかし、胎児の状態をリアルタイムで反映するわけではない。しかも前述のように、早産が近付くと逆にエストリオールの産生が一過性にふえてしまうことがあり、胎児の状態の評価法として精度は高くなく、現在は一般の診療では用いられることはない。

分娩開始のメカニズムは動物により異なる

分娩開始のメカニズムには種差がある。ヒツジの分娩のタイミングのカギは胎仔副腎由来のコルチゾールが握っているようだ。胎児の視床下部－下垂体系－副腎系が十分に発達を遂げた後に、分娩発来に必要な量のコルチゾールが分泌されると分娩が開始する。コルチゾールは、胎盤にてアロマターゼを介さない機序でエストロゲン産生を高め、その結果分娩が起こるといわれている。なお、ウサギ、ラット、マウスなど妊娠期間の短い動物では、妊娠期間を通じ母体の卵巣からエストロゲンが出ており、胎児副腎－胎盤系の関与は乏しい。

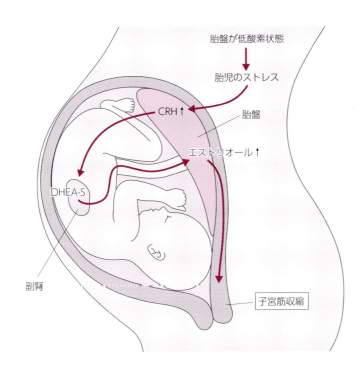

図19 ヒトにおける分娩発来（推定）

ヒトはなぜエストリオールを作るのか

　ヒトでは、全妊娠期間を通じエストリオールが高い濃度で存在している。しかし動物界では、妊娠中にみられるエストロゲンとしてエストリオールが優位となるのは例外的であり、生物の系統発生の過程において、比較的最近に出現したものといえる。個体発生は系統発生を繰り返すことから、少なくとも、霊長類より下等な動物の子宮内での発育には、エストリオールは不必要と思われる。ただし、エストロゲン活性をもつ物質やエストロゲン受容体は進化の過程で大きく変化している。例えばウマでは、エストリオール以外の物質がエストロゲン作用を発揮する。妊娠しているウマの尿中には結合型エストロゲンとよばれ、エストロンをはじめエクイリン equilin やエクイレニン equilenin などエストロゲン活性を示す多くの物質が含まれている。このように、エストロゲン様作用を発揮する物質はきわめて多様であることから、各動物に固有な"エストロゲン様物質"が妊娠維持に関与していると思われる。

　霊長類（ヒヒ）を用いた研究では、妊娠中にアロマターゼ阻害剤を投与して、エストリオールの分泌を抑制すると、半数の妊娠が中断してしまい、エストラジオールを同時に投与すると妊娠は維持される。従って、エストリオールでなくてもエストロゲンが存在すれば、妊娠は維持できることになる[47]。ただし、エストロゲンが枯渇しても半数では妊娠が維持できることも事実である。他方、黄体ホルモン作用を抑えると妊娠はすべて中断されることになる。このことから、エストリオールは黄体ホルモンのように妊娠維持における本質的なホルモンとは断定しがたい。

　では、胎児副腎から多量に作られるDHEA-SやDHEAは胎児にとって必要なのだろうか。

　DHEAとDHEA-Sは神経ステロイドともよばれ、胎児の脳の新皮質の形成に必要なものと考えられている。現在、DHEA-SやDHEAの受容体は同定されておらず、ノンジェノミック（注）な作用と考えられる[48]。

注：一般にステロイドホルモンは、細胞の核内にある受容体と結合して特定の遺伝子を発現することでその作用を発揮する。このような経路をたどらずに作用する様式をノンジェノミック（nongenomic）とよび、短時間で作用が発現する。

特に長期間高濃度のDHEA-Sに曝されることが、ヒトの脳の発育に必要のようだ[49]。大変まれではあるが、副腎の形成が障害されている疾患がある。副腎の機能不全のためDHEA-Sは分泌されないが、精神発達の遅延を伴っている症例が報告されている[50]。ただし、副腎形成障害ではいくつかの合併症を伴うことが多く、精神発達の異常はDHEA-Sの欠乏と断定することは難しい。

　生物としてのヒトの特徴は高度に発達した脳である。このことから神経系の発育に関与しているDHEAやDHEA-Sがヒト胎児で多量に分泌されていることは理解できる。もし、DHEAやDHEA-Sは胎児の神経系の発達に必要なホルモンだとしても、これらは弱い男性ホルモン作用があり、高濃度で胎児血中に存在しているとさまざまな不都合が生じる。例えば、女児の性分化を妨げ、女児の外性器の男性化や生殖能力の喪失などを起こす。また、母体の身体にも男性化が起こってしまう。そのため、これらを胎盤でエストリオールに転換することで女児や母体の男性化を防いでいるのだろう。さらに、エストリオールは脳が発達しているヒト胎児特有の分娩のタイミングの決定にも関与している可能性は前に述べた。

　さて、胎児のアロマターゼが欠損している妊娠例が報告されている。この場合では、妊娠中にまったくエストロゲンが作られないが妊娠は維持される。少なくとも、維持されるものがあるといったほうが正確であろう。アロマターゼ欠損児でも胎児副腎は発達し、DHEAやDHEA-Sは存在している。また、DHEAはそのままの形でエストロゲン受容体に作用して、エストロゲン作動性やエストロゲン拮抗物質としての生理作用を発揮する可能性がある[51]。さらにDHEAには、エストロゲンと似たような血管拡張作用があり、妊娠維持に何らかの役割を担っている可能性がある。DHEA-Sに関してもエストロゲン受容体陽性の乳がんの増殖を刺激することから、エストロゲン様物質として作用している可能性がある。しかも、胎児の血中レベルの範囲内で十分効果がみられる[52]。このため、エストロゲンが欠如しても胎児副腎由来のホルモンがエストロゲン作用の一部を代替している可能性もある。つまり、エストロゲンがないこととは、必ずしもエストロゲン様物資がないことを意味していない。

ヒトの新生児は"胎児"の状態で生まれる（子宮外胎児）

　ヒトの脳が他の動物と比べ特別に発達しているが、そのため、胎児期に脳が十分に発達するには長い妊娠期間が必要となる。しかし、ヒトは直立歩行により骨盤の形態が分娩には適さない形態となった。もし、胎児の脳が十分に発育してから分娩となると、妊娠期間は20カ月も必要となる。そうなると、胎児の頭は大きくなりすぎて分娩が困難となる。そこでやむを得ず脳の機能が未熟な時点で分娩を終了しなくてはならなくなる。そのため、ヒト胎児は成人の脳のサイズの30%ぐらいで生まれてしまう[53]。

　ヒトの赤ちゃんは独力で哺乳できず、周囲の手助けがないと生存できない。そのため子宮外胎児ともいわれ、他の動物と比較して非常に無力であり生活能力が乏しい。生後1年で脳のサイズは約2倍になり、自力で哺乳できるようになる。他の動物の成熟度に相当した時期が最適な分娩のタイミングとすると、ヒトでは1歳時に相当する。さらに、生後の赤ちゃんの成長（特に脳の成長）を支えるための栄養も子宮内では十分に供給できない。このことも、ヒト胎児が未熟な段階で子宮外に出ざるを得ない理由である[54]。

　以上、ヒトではあまりに発達した脳のために、子宮外生活の適応性という観点から他の動物と比較すると"早産"で娩出されることになる。進化の系統樹においてヒトより下位にあるゾウ、ウシ、ウマなどの動物の妊娠期間がヒトよりはるかに長いことからもヒト胎児は未熟な状態で娩出される（早産）といえる。"早産"がヒトにおいての"正期産"とするために、ヒトは進化の過程でヒト以外の動物たちにみられる分娩発来のしくみを一変させる必要があった。つまり、エストリオールを分娩開始の引き金として利用することで、ヒトは生理的に早産状態で胎児を娩出させることに成功したと考えることもできる。

　一方、多くの動物は胎仔の視床下部—下垂体—副腎系が成熟した時点で副腎からのコルチコステロイドが多量に分泌され、それが分娩の引き金となっている。しかし、ヒトでは視床下部—下垂体—副腎系の成熟を待たずに、胎盤からのCRHが胎児副腎を刺激してエストリオールを増やし分娩が開始する。このことで脳が未熟な状態で子宮外での生活を始めることになる。なお、分娩発来の第1ステップは、胎盤由来のCRHであるが、おそらく、CRHは子宮内で死亡した胎仔を娩出させるためのしくみとして、元来動物が利用していたものであり、ヒトや霊長類の一部は進化を遂げる際に、それを生理的な分娩発来機序に転用したものと推定される。

更年期とエストロゲン

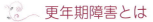更年期障害とは

　日本産科婦人科学会の定義では、閉経の前後の各5年間を更年期とよぶ。この間に現れる多様な症状のなかで、精神疾患、内科的疾患、整形外科的疾患などの症状としては説明できないものが更年期症状であり、日常生活に支障をきたす場合に更年期障害とみなす。更年期障害の背景には、エストロゲンの低下が深く関連しているが、加えて加齢に伴う身体的変化、家庭環境、心理的要因、固有の性格などが複合的に絡み合っている。また、更年期症状の程度や発現率には人種差、民族差があるが、生物学的な差によるものか、あるいは、更年期の受け止め方や女性の不快感の表出の仕方が文化や伝統によって異なるのかは定かではない。

　エストロゲンが急激に低下するのは閉経以降であるが、閉経数年前からエストロゲン分泌は徐々に低下する。そのため、閉経前から更年期症状がみられることがある。エストロゲンがあるレベル以下になると、更年期症状を発症するわけではなく、エストロゲンが低下しつつある時期、または大きく変動していることが更年期症状の誘因となる。月経がある女性で両側の卵巣を摘除した場合や、あるいは抗がん剤の投与により卵巣機能が低下したような場合には、エストロゲン濃度が急に低下するので、更年期症状は比較的激しい。また閉経前の女性に抗がん剤治療や卵巣機能を低下させる薬剤の投与（例えば子宮内膜症や子宮筋腫の治療目的で投与するGnRHアナログ）を行うと、卵巣機能の障害や低下が起こり、更年期症状をもたらす。抗がん剤は、投与量や種類によっては卵巣機能障害は回復しないこともある。

　生まれつき卵巣が発達せず、終始エストロゲンが分泌されない女性では更年期症状を経験することはない。このような女性に、一定期間エストロゲンを投与した後に投与を中止すると、更年期様症状がみられることがある。よく、40歳前後の女性で心身の不調を訴えると、更年期症状ではないかと心配する向きもある。しかし、45歳未満で月経を規則的に経験している女性で更年期症状が起こることはまずないといえる。

　更年期症状のなかで、エストロゲンの低下に直接関連している症状は、のぼせ（ホットフラッシュ）、発汗などである。特にのぼせは最も特徴的

な症状であり、40〜85%の女性が経験する。不眠もエストロゲンとの関連が指摘されている。それ以外に憂うつ、イライラ、不安感、めまい、疲労感などの精神神経症状、頭痛、腰痛、関節痛、肩こりなどの痛みに関連する症状、しびれなどの知覚異常、全身倦怠感、動悸などの症状がある。これらの症状は多彩であり、しかも通常の検査では原因がつかめず不定愁訴とよばれている。

アメリカの報告では、更年期症状は平均で約10年間程度持続するといわれている[55]。閉経前から出現した場合には、閉経後に出現した場合と比較して、更年期症状の持続期間が長くなる傾向がある。症状の程度はほとんど気にならないものから、この世の終わりというほど苦痛を訴える女性もあり、実に多様である。

エストロゲンの欠乏は継続しても、いずれ身体はその状態に馴化してくることで次第に軽減する。また、更年期症状の背景にある家庭環境などが変化してくることも、自然に消失する理由のひとつであろう。

更年期障害にはエストロゲンは最も有効

更年期症状の根底にエストロゲンの低下があるが、それのみでは説明できない多くの要因が関与している。従って、エストロゲンを補えば更年期症状はすべて消失するということではない。のぼせ、発汗などの血管運動神経症状はエストロゲンの低下が直接関連しており、エストロゲンが有効である。閉経前のエストロゲンレベルに近い状態になるようにエストロゲンを補充すれば、90%以上の有効率が期待できる。それ以外の症状も、エストロゲンの低下によりもたらされる血管運動神経症状が2次的にさまざまな症状を発症していることも多く、エストロゲン製剤投与で軽減できる場合もある。例えば、抑うつ気分や不安感に対しては40%程度の効果が期待できる。なお、抑うつ状態に関してはエストロゲン低下に伴い、脳内のセロトニンが減少することや、セロトニンに対する感受性が低下することが原因の1つと考えられている。また、不眠や疲労感などに対してもエストロゲンは比較的有効である。なお、肩こり、腰痛などの痛みに対してはエストロゲン低下との因果関係は弱く、エストロゲン製剤の有効率は高くない。

閉経後の女性に対するエストロゲン投与の副作用としては、乳房が張ったり痛くなる、性器出血、おりものが増えるなどがある。これらは副作用

というよりはエストロゲンの本来の作用というべきものである。また、エストロゲン製剤のみを数カ月以上投与すると子宮内膜が肥厚し、子宮体がんのリスクが高まる。そのため、子宮がある女性にエストロゲンを投与する際には、必ず黄体ホルモン製剤を併用すべきである。これにより、子宮体がんのリスクの増加は防ぐことができる。なお、子宮を摘出している場合にはエストロゲン製剤の単独投与でよい。

更年期障害を訴える女性に対し、どうしてそのような症状が起こるのかを説明することで楽になる場合がある。つまり、これまで経験したことのないさまざまな症状に対し不安を抱き、それがさらに症状を悪化させるという悪循環に陥ることがある。また、更年期症状には心因性の部分もあり、信頼できる医師から「この薬は効きますよ」といって偽薬（見かけ上は薬剤だが薬効が期待される成分は含まれていない）を処方されても、ある程度症状が軽減することがある。

では、実際にどのような場合に、エストロゲン製剤を用いたらよいのだろうか。

まず、更年期症状に関して十分な聞き取りをすることである。更年期症状は、個々人で程度や持続期間はさまざまであり、少し経過をみたほうがいいのか、あるいは、なんらかの治療を受けなければ生活に支障が出るのかを判断する。治療する場合には、エストロゲンの有効性、注意すべき点、あるいはエストロゲン以外の治療法として何があるのかといったことをよく説明する。そして最終的には、医師と患者がよく相談しあい、患者自らの選択に委ねることである。

閉経年齢が早い女性は脳卒中や心臓病などに注意

エストロゲンが低下すると、一般に動脈硬化が進みやすくなる。女性の閉経年齢は50歳前後であるが、閉経年齢が早いほど動脈硬化による脳卒中が増加する。逆に、55歳まで月経がある女性では罹患率は低下する[56]。また、最近のアメリカ在住の女性を対象とした研究によると、46歳未満で閉経を迎えると、動脈硬化による心疾患や脳卒中は約2倍に増加することが示された[57]。また、閉経が早いと骨粗鬆症のリスクも高まる。つまり、これらの疾患は年齢ではなく、閉経後の年数とともにリスクが高まるということである。

比較的若くして閉経を迎えた女性は、少なくとも50歳ぐらいまではエ

ストロゲンの補充を行うことで、動脈硬化による疾患や骨粗鬆症をある程度予防可能である。この場合には、閉経後速やかに開始したほうがよい。なぜならば、エストロゲンが欠乏した期間が長期になるにつれて、動脈硬化が進行することになるからである。いったん動脈硬化が起こると、エストロゲンを投与しても改善せず、逆にエストロゲンの投与により、細くなった血管内に血栓ができやすくなり、心筋梗塞や脳梗塞などのリスクを高めることになる。

閉経が早まる要因

閉経の年齢は、洋の東西を問わず昔からあまり変動していない。閉経年齢は人種差や個人差があり、遺伝的要因も関係しているようだ。戦時中には、閉経が早まっているというデータもあり、生活環境や栄養状態が影響している可能性もある。

喫煙は、閉経を早めることが明らかになっている。タバコの量が多いほど影響が大きい。毎日20本以上の喫煙は1～4年閉経を早める。喫煙が閉経を早める機序の1つとして、タバコに含まれるDMBA（9,10-dimethylbenz[a]anthracene）という物質が卵細胞を障害することで、閉経を早めるのではないかといわれている。喫煙はそれ自体血管の老化をもたらすが、さらに閉経を早めることで、動脈硬化のリスクを一層高めることになる。喫煙女性でも、喫煙期間が長いほど卵巣への影響が大きいので、閉経前のできるだけ早い時期に禁煙することが望ましい[58]。また、子宮内膜症に対する卵巣の手術、卵管不妊手術なども閉経を早めることがある。おそらく、卵巣自体、あるいは卵巣への血流が障害を受けることによると考えられる[59]。

両側の卵巣を摘除するとその後の健康に影響するのか

閉経前に両側の卵巣を摘除すると、エストロゲンのレベルは急激に低下し、ほとんど検出できない程度になる。ただし、片側の卵巣が残っていれば、両側の卵巣がある女性と同程度のエストロゲン値は保たれている。閉経前の女性、特に40代前半に両側の卵巣を摘除すると、狭心症、心筋梗塞、脳卒中などの心血管系疾患が多くなるという[60]。

これらの疾患は本来、閉経後増加するが、エストロゲン作用の欠落のために動脈硬化の発症が早まった結果と考えられる。また、骨粗鬆症にかかりやすく大腿骨の骨折（特に大腿骨頸部）のリスクが高まる。さらに、認

知障害も増加するという報告もある。
　一方、閉経後の女性から両側の卵巣を摘除しても、もともと月経がなくエストロゲンレベルも低いので影響がないと思われがちである。しかし、閉経後5年程度は低値ではあっても、ある程度のエストロゲンは血中に存在しているため、この場合の女性は自然に閉経を迎えた女性よりもエストロゲンはより低くなる。このため、心血管系の疾患や骨粗鬆症のリスクが高まる可能性はある[61]。なお、両側卵巣摘除により予想される健康障害は、エストロゲンの投与で理論的には予防することができる。
　閉経後の卵巣から直接分泌されるエストロゲンはごく微量である。しかし、閉経後でも閉経前の2/3ぐらいの男性ホルモンが分泌されている。それが脂肪組織などでエストロゲンに転換されることで、閉経後しばらくは、血中のエストロゲンは若干残存している。

男性にも更年期はあるのか

　男性は、女性の閉経のように急にテストステロンが低下する時期はない。テストステロン値は20代にピークとなり、その後、年齢とともに緩除ではあるが次第に低下する。
　男性でも年齢不相応にテストステロンが低下すると、女性の更年期と似た症状がみられることがある。例えば、疲労感、抑うつ傾向、発汗、イライラ、睡眠障害、性欲減退などの症状である。最近、このような症状で生活に支障をきたすような男性を加齢男性性腺機能低下症候群（late onset hypogonadism syndrome；LOH）と診断し、積極的に男性ホルモンを投与すべきであるという見解が専門学会から提唱されている。俗にいう男性更年期ということになる。この場合は、40歳以上でテストステロン値が低下していることが前提で、上述の症状以外に、筋力低下や内臓脂肪の増加を伴っている。なお、うつ病などの精神疾患は除外する。
　"男性更年期"の診断が下されるのは主に40～60代であり、女性の更年期のように特定の時期に限定されてはいない。また、女性の更年期障害のように性腺機能の低下と、それに起因するホットフラッシュなどの症状との関係が必ずしも明確ではない。従って、LOHに対する男性ホルモンの補充の効果は多少個人差がある。なお、男性におけるテストステロンの低下も、閉経後の女性にみられるように血管の老化に関係し、心臓病や脳卒中などのリスクが上昇するといわれている。

若さとエストロゲン

エストロゲンは抗老化ホルモンか

　老いとは全身性の変化であり、その本態は不明な点が多い。最近よく抗老化（アンチエイジング）ということばを耳にするが、医学的に厳密に規定されている概念ではない。そのためさまざまな物質が、抗老化作用があると喧伝されている。そのなかで"ホルモン"は、生物学的作用や作用機序が明らかで、それらの作用の一部は抗老化作用とみなすことができる。代表的なホルモンがエストロゲンであり、それ以外に男性ホルモン（テストステロンや副腎由来の男性ホルモンであるディハイドロエピアンドロステロン）、成長ホルモンなどがある。しかし、ホルモンの作用は確実でしかも微量で作用を発揮することから、不適切な使用は副作用をもたらし、むしろ有害なことがある。特に、男性ホルモンや成長ホルモンはドーピング禁止物質となっており、投与は慎重にすべきである。

　エストロゲンを、卵巣機能を喪失した女性に補充投与することで、心臓病のもとになる動脈硬化の進行を遅らせ、骨量を維持することができる。また認知機能を改善することや、皮膚の老化を抑える。このように、エストロゲンには老化に伴う不都合な変化を防ぐ作用があるといえる。このため、エストロゲンは数あるアンチエイジング物質の中で大きな関心を集めているが、実際に寿命を延長させる、あるいは全身の老化を抑えるかという点に関しては、確証はない。

エストロゲンは皮膚の若さを保つ

　皮膚にはエストロゲンの受容体が存在し、エストロゲンが作用する組織と考えられている。エストロゲンは皮膚の厚さ、弾力性などと関係する。なお皮膚の厚さとは皮膚のコラーゲン含量、ヒアルロン酸、水分量などによる。また、ヒアルロン酸は皮膚の水分の保持に必要な物質であり、エストロゲンはこれらを保持する作用がある。閉経または人工的に卵巣の働きを抑制すると皮膚の厚みが減じ、その結果、皮膚は乾燥し弾力性も失われる。逆に、閉経後の女性にエストロゲンを補充（ホルモン補充療法）すると皮膚の厚みが増してくる[62]。若い人の皮膚をみずみずしいと表現するが、言い得て妙である。

皮膚のコラーゲン含量が減少するといわゆる"しわ"ができるようになる。紫外線は皮膚の老化を早め、しわを増やす。ラットの実験では、卵巣を摘除してエストロゲン分泌を低下させた状態で紫外線を当てると、卵巣がある場合よりも深いしわができる。エストロゲンは皮膚のしわを防ぐことや厚みを増すということが、アンチエイジング作用があるといわれているゆえんのひとつである。また最近の研究によると、後述する大豆などに含まれる植物由来のエストロゲンにも、しわが減るなどの皮膚の若さを保つ作用があることが認められている。

また、閉経後の女性では皮膚の傷が治るのに時間がかかるようになるが、エストロゲンを投与すると治癒は早まる[63]。さらに高齢女性の場合では、皮膚の潰瘍の発生率が低くなる[64]。なお、植物エストロゲンにも創傷治癒促進効果があるようだ。一方、テストステロンは傷の治癒を遅らせる作用がある。それでは、男性は傷が治るのが遅いかというと、創傷治癒の機序に男女差があり、単純には比較できない。

男性にとって男性ホルモンは若さを保つホルモンか

テストステロンは筋肉量を増やし、活動性や性欲を高める作用がある。一方、男性ではテストステロンは年齢とともに徐々に低下する。このことから、老化に伴う心身の変化はテストステロンの低下が関係していて、テストステロンは抗老化ホルモンとして利用できるのではないかという発想が1940年代に紹介されている。あたかも閉経後の女性に対してエストロゲンを補充するというアイディアの男性版である。

女性は閉経というタイミングで、エストロゲン分泌が急激に下降する。他方、男性では閉経に対応するものがなく、テストステロン分泌は年齢とともに緩やかに下降し、しかも下降パターンは個人差がある。従って、どういう男性に、いつテストステロンを補充するかという判断は単純ではない。

男性更年期をいかに考えるかはともかくとして、実際にテストステロン値は低下し、しかも低テストステロンの影響と思われる症状がみられる場合には、テストステロンの補充を積極的に推奨する向きもあるが、長期的使用の安全性などに関しては十分な検証はいまだなされていない。ただし、若くしてテストステロン分泌が障害されている男性に対するテストステロンの補充の必要性に関しては、ほぼコンセンサスがある。テストステロンの補充に際して気をつけなくてはならないのは、前立腺がんがないことの確認、睡眠時の無呼吸の増悪、赤血球の増加などである。そのほか、ニキビができやすくなることもある。

5章 女性のヘルスケアとエストロゲン

健康とエストロゲン

エストロゲンは健康の陰の主役

　生殖とは、卵巣、子宮、乳腺などいわゆる生殖関連臓器以外に、呼吸、循環、糖や脂質代謝、あるいは脳神経機能、行動など個体のあらゆる機能を動員した総合的な仕事である。ここでいう生殖とは、男女が出会い、妊娠が成立し、妊娠が維持され、胎児が育ち、絶妙なタイミングで無事分娩が終了し、生まれた赤ちゃんが元気で育ち自立するというすべての過程を包括している。そのため、生殖の全体を指揮するエストロゲンはさまざまな状況に応じてきわめて多様な役目を負わされている。

　人類は、個人が充実して楽しい生涯を送ることができることを目指して、進化の長い道のりを歩んできたのではなく、他の動物と同じように、生殖の効率を高めるようにと淘汰されてきたものである。しかしながら、動物界では例外的といえる高度な知性を生かし文明を築きあげ、その結果、ヒトは自然との関わりに乏しい生活を営むようになった。それとともにヒトの身体の仕組みも、動物たちと同様に、生殖効率を高めるように作られているという意識が薄れてきている。

　エストロゲンは、本来子孫の繁栄を目指して作用しているホルモンである。一方、子孫を確実に残すためには、特に女性が心身ともに健康な状態を保っていることが前提となる。そのため、エストロゲンは全身の臓器の働きを妊娠に耐えられるように維持しているといえる。いわば、健康とは、本来生殖可能な身体であることに副次的に伴うものであると考えることができる。

　日頃われわれは、自身の健康維持や長寿に対する関心は高いが、生殖機能の重要性を実感するのは、少子化問題を論じるとき、あるいは結婚して子宝に恵まれないときぐらいである。われわれの身体は、生殖の円滑な営みを請け負うエストロゲンにより直接、間接に強く影響されていることを自覚することで、自身の健康に対する見方も変わってくると思われる。

エストロゲンが低下するとどうなるのか

　"生まれつきエストロゲンが作用しない場合"と、"ある時期からエストロゲンが欠落した場合"とでは異なるが、ここでは後者について述べてみ

よう。

　エストロゲンが急激に低下すると、最も早期に出現する症状は、のぼせ（ホットフラッシュ）や発汗である。エストロゲンは血管の拡張や収縮を調節する作用があるが、その調節機能が乱れたことによるものであり、血管運動神経の失調症状といえる。

　エストロゲンが低下した状態が数年以上経過すると、腟や外陰部の萎縮が起こる。さらに腟内に細菌が繁殖しやすくなり、いわゆる萎縮性腟炎という状態になることがある。症状としては、おりものやかゆみなどである。

　男性では、男性ホルモンの低下は性欲低下につながるが、女性ではエストロゲンが低下しても性欲自体への影響は少ない。しかし、外性器の萎縮により性的活動が苦痛となり、そのため回避しようとすることはある。

　エストロゲンの低下は、血圧の上昇やコレステロールの上昇、特に悪玉コレステロールといわれているLDLコレステロールが上昇をもたらすことがある。この状態が長期間続くと、動脈硬化、それに引き続いて狭心症、心筋梗塞、脳卒中などの心血管系障害の危険性が高まることはすでに述べた。ただし、心血管系に及ぼす影響は、必ずしも低エストロゲンのみに起因するものではなく、それ以外の種々の要因が関係する。

　エストロゲンの低下した状態が10〜20年以上持続すると、骨のミネラル（カルシウム、リンなど）含量が低下する。骨のミネラル含量を骨密度、または骨量というが、この骨量が一定レベル以下になると骨は脆弱となり、ささいな外力で骨折するようになる。この状態を骨粗鬆症という。

　一般に、生殖年齢にある女性はエストロゲンが十分に分泌されており、動脈硬化が原因である心筋梗塞などに罹ることは大変まれである。しかし、30〜40代の女性でも、低エストロゲン状態が長期間続くとコレステロールが増加し、動脈硬化が通常より早期にみられるようになり、心血管系の疾患リスクが高まるといわれている。このようにエストロゲンは、低下して初めてその恩恵が自覚されることが多い。

　女性が生殖可能年齢にあるということは、妊娠可能な健康状態であるということでもある。エストロゲンは、このことに対して責任を負っている。本来は生殖年齢にあるにもかかわらず、閉経を迎えてしまうことがある。この場合は、生殖機能は失うが、エストロゲンを補充することで、女性の健康を守ることはできる。

女性はなぜ長生きなのか

女性が男性より長生きする理由

　人類の寿命が大幅に伸びたのは、20世紀に入ってからである。この理由として、医学の進歩、栄養状態の改善、公衆衛生の向上、生活環境の近代化など人為的な因子が関与している。

　そして、現在多くの国々では平均寿命は女性のほうが長い。女性のほうが長寿傾向なのは高度な文明を構築した人類特有のものなのか、あるいは、生物学的に女性は男性と比べ、疾病を免れるような、あるいは疾病に対する抵抗力があるのだろうか。もしそうだとしたら、エストロゲンの影響があるのだろうか。

　文明の恩恵に浴していない野生の霊長類の寿命の調査では、多くの霊長類ではメスのほうが長生きする傾向がみられている[65]。水生の哺乳類であるシャチやマッコウクジラでも、メスのほうが長生きするといわれている。

　男女の寿命と文明の進歩との関連をみるために、近代社会以前の寿命の比較がスウェーデンでなされている。1751年から40年間にわたる調査によると、当時の女性の平均寿命は36.6歳、男性は33.7歳であった。いずれも現在とは比較にならないほど短いが、やはり女性のほうが長生きする傾向にあった。この当時は、近代医療を受けることはできず、病気にかかっても人為的な介入で病気の自然経過を変えることは難しく、男女に本来備わった"寿命"が反映されていたのであろう。

　多くの動物では、性による役割が異なる。ヒトに関しては、労働災害による事故に遭遇することは男性が圧倒的に多い。また男性は、酒や喫煙などの嗜好品をたしなむことが多い。また自殺率も男性のほうが高い。このように社会的、あるいは行動や習性による性差が男女の寿命を修飾していることもあり得るだろう。一方、女性は妊娠・出産に伴う生命リスクを負う。事実、現在出生率が高いイスラム諸国では日本、韓国、欧米など出生率が低い国々と比べ、寿命の男女差が比較的小さい。このように、寿命は性特有の社会的、生活習慣的、あるいは生物学的要因によっても修飾を受ける。

　これらの因子をできるだけ除いて、寿命の男女差をみた研究がある。アメリカに生まれ、そこで育った未婚の白人の修道士と修道女の寿命を比較

したものである。彼らはみな同じ食事をして生活環境、社会的役割も共通であり、飲酒、喫煙も行わなかった。このような環境で生活した男女でも、依然として女性のほうが長生きであった[66]。

　この結果から、女性が長生きなのは、男女の染色体やエストロゲン作用に帰することになるのだろう。別な見方をすると、男性は酒、たばこもやらず、社会的なストレスをできるだけ回避することで、極力健康的な生活を心がけても、寿命を伸ばすという意味では限度があるということになる。

女性が長生きする生物学的合理性

　女性の健康が生まれつき守られているということは、生殖における男女の役割や負担を考えると合理的である。実際に子供を産む、あるいは母乳により子供を育てるというのは女性しかできない役目であり、少なくとも、妊娠や育児の期間に母親が健康を害すると子供が育たない。動物の進化の方向性を眺めてみると、子孫の数を増やすような進化は、当該種の繁栄に有利に働いているようだ。

　有効な避妊法がなく、しかも、現在のような産科医療が進歩していない時代には、妊娠、出産は命がけであり、はたして、女性の寿命が男性より長かったかについては疑問である。このような時代では、女性のほうが妊娠や出産に伴うリスクを除く全般的健康度において、男性より恵まれているほうが種としての繁栄を遂げるために、ことさら合理性がある。

　妊娠中は母体の心臓、肺、腎臓、肝臓の機能などは、非妊娠時よりはるかに亢進する。つまり、平常時の機能を越える潜在能力を備えていないと、妊娠の継続が不可能となる。別な見方をすれば、少なくとも、女性が妊娠、出産するまでは、女性の内臓が十分に余裕をもって働ける機能を維持しておかないと子供を作ることができないことになる。一方、男性では自分一人が生きていくためには、必ずしも内臓の予備機能がなくてもよい。このように考えると、出産可能年齢にある女性の健康状態が高いレベルに維持されないと、最終的に元気な子どもを産めないことになる。つまり子孫を残すために、とりわけ女性の健康を守ることが重要となる。

　女性の寿命のうち、生殖可能年齢は通常40歳前半までであり、それを超えた長寿は生殖効率にはつながらないだろうという疑問もある。しかし、動物界全体では、子供が独り立ちできるまでの期間と寿命とは相関傾向がある。ヒトでは40歳で子供を産んでも、子供が独り立ちするのに20年は

かかるので、閉経を過ぎても子育てのための期間が母親に与えられていないと、広い意味で、子育てを完了できないことになる。

いずれにしても、寿命における性差はヒトを含む動物が個の繁栄ではなく、その種の繁栄にとって都合がよいようにあらかじめ運命づけられているものであり、人知を超えた自然の摂理ということになるのであろう。

エストロゲンが女性の身体を操っている

最近、酸化ストレスと動脈硬化、心臓病などの病気や老化との関係が注目されている。特に細胞内のエネルギー産生器官であるミトコンドリアは、酸素化合物（活性酸素）の発生源である。酸素化合物は蛋白質やDNAを損傷する。この現象を酸化ストレスという。ミトコンドリアは特に活性酸素により障害されやすく、その結果、細胞機能が低下し、動脈硬化、糖尿病、神経疾患、がんなどのさまざまな病気や老化現象を惹き起こす。生殖年齢にある女性の血中に存在する濃度のエストロゲンは、活性酸素による細胞障害を防ぐ作用がある。エストロゲンのこのような作用が、寿命の性差と関係しているといわれている[67]。

生来卵巣が発育せず、エストロゲン分泌がほとんどみられない女性もいる。この代表的なものにターナー症候群がある。これは染色体に異常があるもので、典型的なターナー症候群では2つあるX染色体が1本しかない。ターナー症候群では、大動脈の異常や心臓の弁膜の異常を伴うことが知られている。これは染色体の異常そのものに起因するものだろう。これ以外に、糖尿病、高血圧、心疾患、脳卒中などによる死亡のリスクが高い[68]。これらの疾患は、エストロゲンの低下である程度説明可能である。

また、乳がんの死亡率は低いが、全体としては卵巣が働いている女性との差はない。このことから、生殖能が保たれている女性のエストロゲンのレベルは、がん全体のリスクには明らかな影響をもたらさないように思われる。しかしながら、エストロゲンは臓器によりがん発生のリスクを高めたり、低めたりしている可能性はある。

現在、死因の第1位はがんであり、平成22年度では男性の生涯の60%ががんに罹患している。女性は45%と明らかに少ない。一般に高齢者ほどがんにかかりやすくなり、高齢者の過半数は女性であることを考えると、女性は男性よりがんにかかりにくいといえるだろう。また、あらゆるがんによる死亡数も男性のほうが女性の約1.5倍である。乳がん、子宮がん、前立腺がんなどの女性または男性に特異的な部位のがんを除くと、大部分の臓器がんの罹患率は男性のほうが高い。がんの罹患率の性差も男女の寿命の差異と関係しているであろう。

この差の理由としては、男女の生物学的な違いによるものと、男女の社会的役割が異なることや、たばこ、アルコールなどの嗜好品の男女差なども考えられるが、これらの因子を除去しても依然として男女差がある。

男女特有のホルモン、すなわちエストロゲンや男性ホルモンが、がんの発生率の性差と関係しているのだろうか。例えば、肝臓がんは男性のほうがはるかに多い。その原因のひとつに、B型肝炎ウイルスの感染がある。男性ホルモンはウイルスを増やし、がん化に促進的に作用するが、逆にエストロゲンはウイルスの増殖を抑えるように作用し、その結果、がん化を防ぐことになると推量されている[69]。

　女性の寿命が長いことを、エストロゲン以外に、男女の染色体や基礎代謝率の違いで説明しようとする試みもある。すなわち、男性は性染色体であるXとYが1つずつ存在するのに対し、女性はX染色体が2つある。X染色体には寿命と関連する重要な遺伝子を含んであり、複数あることが健康を維持するうえで男性より有利であるという説もある。また、女性のほうが男性と比べ代謝率が低いので酸化ストレスも軽い。このことが寿命の延長につながるのではないかという考えもある。

　以上のように、女性が男性よりも長寿の傾向があるのはエストロゲンの作用が大きく関わっているようだ。エストロゲンは妊娠の成立のみならず、母体の健康を守ることで胎児が順調に発育し、安全に分娩を終了し、さらに育児を完遂することまで意を注いでいるという見方もできる。つまり、エストロゲンは確実に子孫を残すように女性の身体を操っており、女性の長寿はその余得であるという解釈もできる[72]。

食欲とエストロゲン

エストロゲンは食欲を低下させる

　エストロゲンは食欲を抑える作用があり、エストロゲン分泌が高まる発情期には食欲が落ち、ヒトでも排卵期にはカロリー摂取量が減ることはすでに述べた。一方、卵巣を摘出してエストロゲン欠乏状態になったラットでは、摂食量は増し肥満傾向となる。エストロゲンは受容体を介して生物効果を発揮するが、エストロゲンの受容体を欠いたマウスは、オスでもメスでも脂肪組織が増える。サルの実験でも卵巣を摘除すると過食傾向となり体重増加がみられる。

　なお、食欲の調節系は性差がある。メスではエストロゲンが低下すると食欲が増すが、オスでは男性ホルモンが低下すると食欲は低下する。

　閉経後はエストロゲンが低下する50歳前半の女性では、まだ月経がある女性と比較すると、閉経を迎えた女性のほうが肥満の割合は高まる。なお、閉経後女性にエストロゲンを補充すると、体重の増加は鈍化するという報告がある[70]。ただ、エストロゲンの補充が食欲の低下をきたすことで

体重を抑えるのか、あるいはエストロゲンが脂肪組織に働いて、その分解を高めることによるのかは不明である。サルなどの実験では、卵巣を摘除した後にエストロゲンを投与すると、少なくとも摂食量が低下することが認められている。

エストロゲンは脳に作用して食欲を調節する

　エストロゲンは、脳の視床下部に存在する食欲を調節する中枢に作用し、食欲亢進因子を抑制したり、抑制因子の作用を増強させるなど、摂食量に影響させると考えられる。脳内には食欲を亢進する、あるいは抑制する物質が多数存在している。

　エストロゲンによる食欲の調節には、消化管から出るホルモンも関係している。例えば、食事により小腸の粘膜からコレシストキニンという消化管ホルモンが分泌される。コレシストキニンは腸管に作用して、そこから脳に向かう迷走神経を刺激する。その結果、食欲が満たされ摂食が抑えられる。エストロゲンはコレシストキニンの食欲抑制作用を増強するという作用も知られている。さらに、胃で作られるグレリンというホルモンは、脳に作用して食欲を高める。エストロゲンは、グレリンの作用を弱めることで食欲を低下させるという機序もある[71]。

　食欲を調節する物質の多くは、性機能の調節因子でもあり、摂食行動と性機能とは密接に関連している。食事を摂らないと個体の健康は維持できず、しかも、生殖のためには良好な栄養状態であることが前提条件となる。従って、摂食と生殖の調節システムとがお互いに関連し合うことは合目的性がある。両者の巧妙なバランスは、エストロゲンにより制御されている。

女性が甘いものを好むのはエストロゲンのせいなのか

　一般に女性は、男性と比べ、ケーキ、チョコレート、アイスクリームなど甘いものを好む。文化的、社会的に男女の嗜好が定められてきたことも関係しているだろう。

　しかし、生物学的にも味覚に関する性差はあるようだ。動物でも、甘いものに対する好みは、オスよりはメスのほうが強いといわれている[72]。ラットを用いた研究でも、オスよりメスのほうが糖分や甘味料を好む。メスラットを去勢すると甘いものを控えるようになり、エストロゲンと黄体ホルモンを投与すると、元の好みに戻る[71]。

甘いものは糖分が多く含まれている。妊娠前、妊娠中や哺乳時には十分な糖分の摂取が必要であり、女性が甘いものを好むのは、生殖における男女の役割を考えると合理的といえる。

味覚は子宮内のホルモン環境で決まる？

　味覚に対する好みは、子宮内の環境で決まるようだ。つまり、子宮内で男性ホルモンに曝露されると脳は男性型に分化する。男性ホルモンがないと女性型となり、女性型の脳は甘いものを好むようになると思われる。なお、マウスでもメスのほうが甘いものを好むことが知られている。子宮内では、オス胎仔は男性ホルモンを出すがメスは出さない。また、マウスは子宮内で多くの胎仔が直列に並んで発育する。従って、両隣がオス胎仔か、メス胎仔か、あるいはオスとメスかによって両方に挟まれた胎仔の男性ホルモンへの曝露の程度は異なる。男性ホルモンへの曝露が比較的軽いオス（両隣がメス胎仔）は、十分曝露されたオス胎仔（両隣がオス胎仔）に比べ、甘いものを好む傾向があることが確認されている[72]。

　味覚は子宮内のみならず、生後のホルモンへの曝露でも影響を受ける。産まれてすぐのオスラットに、人工的に合成された弱いエストロゲンであるビスフェノールAを投与すると、甘いものを好むようになる。おそらく、オスラットの脳が部分的にメス化したようになるのだろう[73]。

　さらに、ヒトでは月経周期のどの時期にあるかによっても、甘味に対する好みが変化するという調査結果がある。それによると、排卵前にはエストロゲン分泌が最も亢進するが、特に砂糖の主成分である蔗糖を摂りたくなるようだ。それ以外の時期は男性並みの嗜好である。なお、男性では嗜好の変動はみられない[74]。

　また、塩辛いものに対する好みも性ステロイドホルモンの影響があるようだ。エストロゲンが分泌されている時期（月経後から排卵まで）には、比較的塩辛いスナックを好み、排卵後、黄体ホルモンが分泌されると、塩味を避ける傾向がみられる。一方、男性は一般にやや塩辛いものを好む傾向がある[38]。

　エストロゲンの甘みや塩味への嗜好を高める作用は、野生の動物にとって、発情行動や妊娠の準備状態としての意味があったのかもしれない。

食事とエストロゲン

食物中にもエストロゲンがある

さまざまな食物にもエストロゲンが含まれている。例えば、肉や牛乳、あるいは大豆製品である豆腐、納豆、みそなどである。このほか、多くの野菜、果物、穀類などにさまざまなエストロゲン様物質が含まれている。

日常、摂取する食物中のエストロゲン（ヒトが作る活性の高いエストロゲンであるエストラジオールとエストロンに限る）の60〜70%は、牛乳やチーズ、バター、ヨーグルトなどの乳製品に含まれているエストロゲンである[75]。なお植物エストロゲンは、動物に存在するエストロゲンとはかなり異なった性質であり、同列に扱うわけにはいかない。

なぜ牛乳にエストロゲンが含まれるのか

野生の哺乳類やヒトは分娩後に乳を出す。分娩後には、エストロゲンはほとんど分泌されない。また、哺乳中の動物は自然な状態では妊娠することはきわめてまれである。そのため、本来は動物種を問わず、ミルク中のエストロゲン濃度は低値である。それゆえ、以前、人類が飲んでいた自然放牧された乳牛からとった牛乳中のエストロゲン含量は低かった。

しかし70年ぐらい前から、改良されたホルスタイン種などは、蛋白質を多量に含んだ特殊な飼料で飼育すると、妊娠の後半にも乳が出るようになった。この結果、搾乳量は格段に増量した。妊娠後半には、エストロゲンが多量に合成されるので、妊娠後半中の乳牛が出す牛乳にはかなりの濃度のエストロゲンが含まれることになる。妊娠中の乳牛は、エストロゲンとともに黄体ホルモンも多量に分泌するため、牛乳中には黄体ホルモンも検出される。つまり、搾乳効率を高める代価としてエストロゲン含量は増加するということになる。

では、牛乳中のエストロゲンは人体に影響があるのだろうか。

月経のある女性、あるいは妊婦には、相当量の内因性のエストロゲンがあるので、牛乳を毎日400mL程度飲んでも、トータルのエストロゲン量には大きな影響は与えない。しかし、まだ卵巣が機能していない未熟なラットに牛乳を与えると子宮が増大することから、牛乳中のエストロゲンは実際にエストロゲンとしての生物作用を発揮することがわかっている。

人体への影響は不明ではあるが、飲食によりエストロゲンを摂取したとしても腸から吸収されるのはその一部である。また吸収されると、すぐに肝臓に移行するが、エストロゲンの大部分は肝臓で不活化される。そのため、仮に相当量のエストロゲンを経口摂取しても全身の組織へ影響しうるエストロゲンは微量となる。また、乳牛は牧草を食べているため、牛乳中には植物エストロゲンも相当量含んでいる。植物エストロゲンは動物が作るエストロゲンとともに存在すると、後者の作用を一部打ち消すように働くため、実際には、トータルとしてのエストロゲン活性の評価は困難である[76]。

　なお、牛乳などの食物を通じて摂取されるエストロゲン量は、1998年にJECFA（FAO/WHO合同食品添加物専門会議；The Joint FAO/WHO Expert Committee on Food Additives）が定めた1日許容量を超えてはいない。JECFAの許容量は体内で産生される総エストロゲン量と比較して、はるかに少量ということで結論付けられたものである。そのため、体内でのエストロゲン産生量がきわめて少ない小児に対する影響は、不明という意見もある。

　また、男女とも思春期に起こる全身の変化は、体内のエストロゲンの精妙な調節によりもたらされる。そのため、外からのエストロゲンによる血中エストロゲン値の微妙な変化が、思春期の経過にまったく影響しないという確証はない。しかし、牛乳は栄養源としては大変優れたものであり、その摂取量を論じる際には、栄養学的価値と残留ホルモンによる影響とを総合的に勘案すべきである。

カビが作るエストロゲンは安全か

　カビにエストロゲン様物質を含んでいることは、1920年代にすでにわかっていた。例えば、フサリウム属のカビが産生するゼアラレノンという物質である。これは、トウモロコシや大麦、小麦、ライ麦などの穀類などに生えるカビが産生するもので、北米、アジア、ヨーロッパ、アフリカなど世界中で見かけるものである[77]。

　動物に投与すると、あたかも、エストロゲン製剤を投与した場合と同様に、動物は排卵しなくなる。干し草などにも含まれており、それを食んだ畜牛が妊娠しにくくなるという報告がある。また、子供のメス牛の乳房が大きくなったりする。妊娠中のブタに与えると生まれてくる子ブタの数が減少する。また、死産や足が変形した子ブタが生まれることもある。なお、オスの生殖能にも影響を及ぼすことがある。

　人工合成されたゼアラレノン類似物質であるゼラノールは、家畜に投与すると成長を促進する。そのため、アメリカ、カナダ、オーストラリアなどの国々では肥育ホルモンとして家畜への使用が認められている。ただし、動物に投与しても自然に分解され、残留量はわずかである。なお食肉中のゼアラレノンの濃度は、検疫所におけるモニタリングの対象物質となっている。

　一方、EUやわが国では、ゼラノールの使用は許可されていない。その理由としては、食肉中の残留ゼラノールにより女児の思春期が早まることや、乳がんの発生といった懸念が完全に払拭されていないことによる。ただし、ゼラノールは状況によっては抗エストロゲンとして作用することもあり、思春期における乳房の発育を抑えるという報告もある。

がんの予防につながる食事とエストロゲン

　がんの原因は、遺伝子そのものの異常と、生後の生活様式や食事などの遺伝子以外の要因とに大別される。遺伝子の問題は、個人の努力でも限界があるが、特に、食事とがんとの関係が次第に明らかにされてきており、普段の心掛けでがんの予防が可能となってきている。

　がんの発生を抑えるかもしれない食物としては、植物エストロゲン、赤ワインやピーナッツなどに多く含まれるレスベラトロールなどがあげられる。これらの化学物質は、複数のフェノール様構造をもつことからポリフェノールと総称されている。

　また、大豆、くずなどの豆科の食物、コーヒーなどに含まれるイソフラボンの中で、特にゲニスティンは乳がん、前立腺がん、大腸がんなどの予防作用があるとされている。このゲニスティンという物質の作用機序につ

いては、ホルモン作用のみでは説明できないが、前立腺がんの動物モデルでは、抗がん剤とゲニスティンを併用すると、抗がん剤の効果が増強されるという。また、大豆の摂取は、特に女性では大腸がん・直腸がんのリスクの低下につながるといわれている。

　緑茶に多く含まれるポリフェノールであるカテキンにも乳がんなどの予防作用があるといわれている。さらに、緑茶は大腸がんに対する予防効果も期待されている。緑茶を毎日飲んでいる閉経後女性では、尿中のエストロゲン排泄が低下している[78]。動物実験でも、がんの発生や進行を抑えることが報告されている。このことから、カテキンの作用は多様であるが、エストロゲン代謝への影響も関係している可能性がある。

　その他、レスベラトロールは赤ワインやピーナッツなどに含まれる植物エストロゲンであるが、これも乳がんの発生や進行を抑える効果があるのではないかと注目されている。そのメカニズムとしては、乳がんの増殖に関係するエストロゲン受容体α（ERα）の発現を抑制することが関係していると推量されているからだ[79]。また、レスベラトロールを多く摂取している前立腺がん患者では、がんの勢いを示す腫瘍マーカー（PSA）が低下するという研究結果もある。このレスベラトロールが、前立腺がん細胞のERβと結合することにより、がん細胞の発育を促している男性ホルモンの作用を抑え、発育の抑制につながるのだろう。なお、レスベラトロールはがん予防のみならず、動脈硬化の進行を遅らせ、心臓病や脳卒中の発症を予防するのではないかともいわれている。加えて、認知症の予防効果なども注目されている。

コラム　フレンチパラドックスとは

　フランス人は乳製品、肉などの動物性脂肪を多量に摂取しているにもかかわらず、心筋梗塞が英米と比べて少ないのは、赤ワインをたくさん消費していることが関係しているのだろうといわれている。これはフレンチパラドックスといわれ、レスベラトロールの抗動脈硬化作用によるものと推測されている。さらに、レスベラトロールは長寿遺伝子を活性化させることで寿命を延長させることが期待されている。

飲酒とエストロゲン

飲酒はエストロゲン濃度を高める

　アルコールは肝臓で代謝され分解される。また、体内で作られたエストロゲンも肝臓で処理される。飲酒により、肝臓はアルコールの分解という仕事が増えるため、エストロゲンの代謝がスムーズにいかなくなり、過度な飲酒は肝臓の機能を障害する。その結果、エストロゲンが分解されにくくなり、体内に蓄積してしまう。そのため、高度な肝機能障害をきたす肝硬変を患っている男性では、女性のような乳房がみられることがある。

　肝臓の病気がなくても、アルコールはエストロゲン値を上昇させるようだ。閉経後の女性では卵巣からエストロゲンはほとんど分泌されないが、相当量の男性ホルモン、特にテストステロンが分泌されている。テストステロンは脂肪組織でエストロゲンに転換される。よって、閉経後女性では、脂肪の総量とエストロゲン値は相関していることになる。アルコールは脂肪組織におけるテストステロンからエストロゲンへの転換を刺激する。そのため飲酒習慣のある女性は量的には少ないが、エストロゲンの補充療法を行っているような状態となる。

　一般に、女性では心臓病や脳卒中の頻度は閉経後に急に高くなる。この主たる理由はエストロゲンが枯渇することである。ある研究によると、閉経後女性が1週間にグラス3〜6杯程度のワイン相当のアルコールを摂取すると、わずかではあるがエストロゲン値が増え[80]、心臓病や脳卒中のリスクを低下させることが示されている[81]。しかも、この程度のアルコール摂取は、骨や肝臓に対して悪影響を与えない。とはいえ、アルコールの健康への影響は個々人で異なり、心臓病や脳卒中の予防としてアルコールが推奨されるわけではない。

　エストロゲン補充療法を受けている閉経後女性では、アルコールを常用していると血中のエストロゲン濃度は高くなる傾向がある。アルコールによりエストロゲンの分解速度が遅くなるためである。そのため、エストロゲンの補充を行う際には、事前に飲酒の習慣を確認する必要がある。

アルコール飲料水はエストロゲン様物質を含む

　ワイン、バーボン、ビールなどのアルコール飲料水には、発酵によるさ

まざまな副産物を含んでおり、それゆえに特有のうま味や香りをもたらしている。しかし副産物の中には、植物由来のエストロゲン様物質の変化したものが存在しており、これらもなんらかの作用を及ぼすことが考えられる[82]。特に、身体が作るエストロゲンがほとんど枯渇している閉経後の女性では、アルコール飲料水に含まれるエストロゲン様物質は、エストロゲンとして作用していることが確認されている。しかし、この作用は必ずしも有害な作用とはいえず、動脈硬化を遅らせる善玉コレステロールを増やすという良い側面もある。

飲酒の不妊への影響

　妊婦や授乳婦は、赤ちゃんに対する影響からアルコールを控えるべきであることはよく知られている。では、アルコールがエストロゲン値を変化させるとしたら、アルコール愛飲者では不妊となるのだろうか。

　女性の場合では、毎日グラス1杯のワイン（アルコール約15ｇ）なら、まず問題ないと思う人が多いだろうが、その程度の量から摂取量に比例して妊娠しにくくなる。また、ワイン、ビール、ウイスキーなどアルコール飲料の種類ではなく、摂取したアルコールの総量に比例して妊娠の確率が低下するようだ[83]。

　ではアルコールは、生殖機能にどのように作用するのであろうか。

　アルコールによって排卵が障害されたり、排卵が起こったとしても排卵後に妊娠の成立や維持に不可欠な黄体ホルモンが十分に分泌されなくなる。アルコールは男性にも生殖能力に影響を及ぼす。例えば、5日間連続してアルコールを摂取するとエストロゲンは増加し、エストロゲン／テストステロン比は上昇するという研究報告がある[84]。さらに注目すべきことに、飲酒により精子の状態もやや低下する傾向がみられる。精子への影響はアルコール、またはその代謝産物が精巣に作用することや、エストロゲンの増加のため精子の産生が障害されることなどが考えられる[85]。

　また、飲酒量が増えるほど男性は不妊になりやすい。ただし、女性と比較して、男性のほうがアルコールによる生殖能の影響を受けにくい。さらに男性愛飲者にとっての朗報は、アルコールによる生殖能の低下は禁酒により回復するということである。男性は、精子が作られる全期間は約3カ月であるため、少なくとも妊娠を計画している3カ月前には飲酒量を制限したほうがよい。

飲酒の乳がんへの影響

　一方、エストロゲンは乳がんのリスク因子となり、アルコール常用者では乳がんの発生が約40％多くなる[86]。アルコールと乳がんとの関係はよく知られており、習慣的に飲酒している女性でみられる乳がんは、エストロゲンの受容体が陽性のことが多い。つまり、エストロゲン刺激が乳がん発生を促した可能性が高い。さらに、飲酒を続けると乳がん治療後の再発も多くなる。また、乳がん治療後に反対側の乳房にがんが発生することがある。このリスクも飲酒により90％高まる[87]。どうしても乳がんのリスクを減らしたいならば、機会飲酒にとどめ、しかも、ほどほどの飲酒量とすべきである。

　なお、アルコールと乳がんとの因果関係については、アルコール飲料水に含まれるエストロゲン様物質の関与は考えにくい。なぜならば植物由来のエストロゲンは、むしろ乳がんを抑制するように働くことが多いからである。おそらく、アルコールが内因性のエストロゲンを増加させることが乳がんの発生に関連していると推察される。

コラム　女性のアルコール量を低めにしなくてはならないわけ…

　飲酒は、乳がん以外にさまざまながんのリスクを高める。例えば、口腔、咽頭、食道、胃、大腸などから発生するがんは、アルコールの摂取量とともに増加する。これらはアルコールの直接作用、またはその分解物であるアセトアルデヒドなどの作用も考えられる。このように飲酒と関連するがんの発生機序は、がんの種類により異なるのであろう。

　欧米では、健康上の配慮から女性は、男性よりもアルコールを控えなくてはならないとされている。毎日飲酒習慣がある男性は1日のアルコール量を20〜30ｇ（日本酒では1合22ｇ、ビール中びんで20ｇ）、女性は男性の半分程度が適量とされている。なぜ、女性のほうがアルコール量を低めにしなくてはならないかというと、同じ体重の男女が同じ量のアルコールを摂取した場合に、血中アルコール濃度は女性のほうが約30％高くなるからである。これは、女性ではアルコールを吸収しない組織である脂肪の含量が男性より多いということと関係している。さらに、アルコールの分解の速度にも性差がある。

アスリートと性ホルモン

女子アスリートのパフォーマンスとエストロゲン

　女子アスリートの成績と月経の時期が関連するという報告がある。特に、エストロゲン値がピークとなる排卵周辺の時期に最もよい成績となるという選手もいるが、半数程度は月経の時期とは関係がないと述べている。

　女子アスリートのエストロゲンの作用とパフォーマンスとの関係を調べるために、経口避妊薬による影響をみた研究がある。それによると、少なくとも持久力を必要とするボート競技のような種目では、経口避妊薬の影響はみられない[88]。なお、経口避妊薬を服用すると、体内のエストロゲンの総活性は非服用者と比較して若干高まる。なぜなら、経口避妊薬は最少必要量ではあるが、活性の高い合成エストロゲンを含有しているからである。このことからスポーツの種類にもよるが、女子アスリートではエストロゲンの高低とパフォーマンスとは直接の関連はないようだ。

　女子のアスリートには、しばしば無月経がみられる。ある調査では、一流の女子マラソン選手の約2割が無月経である。

　体重を落とすほうが有利となるスポーツでは、努力して食事を制限して体重を減らした結果無月経になりやすい。あるいは、激しいトレーニングによるストレス、あるいは競技に対する不安や緊張感などでも、生殖機能は障害される。いずれにせよ、無月経になると、エストロゲンの分泌は著しく低下し、骨量が減少し骨折が起こりやすくなる。そうなると、運動どころではなくなる。女子アスリートの一部では無月経を歓迎するような向きもあるが、骨のみならず血管や心臓に対する悪影響や、将来の生殖能力を低下させることもあり、月経がなくなることの有害性をよく指導する必要がある。

　男子アスリートでも精巣機能が低下して、男性ホルモン分泌が抑制されることがある。特に、若い時から開始した長距離陸上選手などにみられる。男性ホルモンが低下すると骨量が低下し、女性と同様に骨折を起こすこともある。このように、過重な運動負荷、体重減少、競技に対する精神的ストレスなどで性機能が低下するのは男女共通である。

男性ホルモンは運動競技能力を増す

　テストステロンは強力な男性ホルモンであり、女性でも男性の1/20程度は存在する。テストステロンは、男女とも筋肉の増強作用や筋肉の損傷からの修復を早める作用がある。また、筋肉の比率が増えるとともに皮下脂肪が減少する。このことも俊敏性、瞬発力などを高めることになる。さらに、テストステロンは蛋白質の合成にも関わるため、蛋白同化ホルモン、あるいは蛋白同化ステロイドともよばれている。テストステロンは筋肉増強作用以外に、脳に作用して攻撃性や、競争本能を高める効果がある。つまり、テストステロンが高いほど競技に向いている性格ということになる。女性でもエストロゲンは競争心を誘導するようだが、一定のレベルで頭打ちとなる。さらに、闘争性を高めるには女性でもテストステロンが関係していると考えられる。

　競技能力の男女差は、染色体の違いによる体格の差が関係するが、さらに、テストステロンの量の違いによる筋肉量の性差によるところが大きい。一方、エストロゲンは皮下脂肪を蓄積し、苛酷な環境に長期間耐えることを可能にする。短時間で運動能力を競うのではなく、持続的に体調や精神状態を安定した状態に保ち、周囲の環境と調和的に関わるようにするホルモンである。いわば、妊娠を経験し、出産、授乳に耐え、育児を担当するのにふさわしいホルモンといえる。

男性ホルモンはドーピング剤にあたる

　ドーピングとは、アスリートたちが競技能力を高める目的で禁止されている薬剤を使用することである。ドーピングは、スポーツマンシップに反するとともに、医学的にも選手の健康を損ねる危険性もある。なお、禁止薬剤の国際基準が定められている。そのなかで代表的なものが男性ホルモンである。男性ホルモン以外には、興奮剤、覚醒剤、成長ホルモン、エリスロポエチン（赤血球の産生を刺激するホルモン）などがある。

　最も強力でかつ生理的な男性ホルモンは、テストステロンである。テストステロンの抽出は、1935年にドイツの化学者により成功した。テストステロンは闘争心を駆り立てるために、ナチスの軍人達に投与したともいわれている。1950年代から1960年代にかけて、東欧共産主義国を中心として多くのアスリートたちがテストステロン、あるいは合成男性ホルモン剤を用いるようになった。男性ホルモンは、男女ともに筋肉増強効果をも

たらすが、特に女性においては基礎分泌量が少ないためにその効果が顕著であり、女子アスリートたちに対しても用いられるようになった。女性に使用する蛋白同化ステロイド（男性ホルモン作用をもつ物質の総称であり、主として人工合成されたものであり、筋肉を増強する目的でアスリートたちに投与されていた）は、ひげや体毛が増す、声が低くなるなどの男性ホルモン作用は弱く、筋肉増強作用が強いものが好まれた。

蛋白同化ステロイドの普及に伴い、薬物使用と関連する突然死などの悲惨な事件も報告されるようになった。突然死の原因としては、心筋梗塞、不整脈、肺塞栓症（肺動脈に血栓がつまる）などである。そのため、1970年代には蛋白同化ステロイド剤の全面的な使用禁止に至っている。なお、このように使用禁止となったのは、蛋白合成ステロイドの鋭敏な検出法が開発されたからである。

注意すべきこととして、滋養強壮剤、サプリメント、あるいはひげや体毛の育毛剤にテストステロンが含まれているものもある。よって、これらの使用はまれではあるがドーピングを受けたという嫌疑がかかることがある。

テストステロン誘導体の1つに、男性ホルモン活性はきわめて弱いが、黄体ホルモン様作用、あるいはエストロゲンに拮抗する作用を有する薬剤がある。これらの薬剤は、女性特有の疾患である子宮内膜症の治療などに用いられている。よく知られているものとして、ダナゾールという薬剤がある。ダナゾールも禁止薬剤のリストに含まれる。これらの薬剤は、女性に対しては筋肉増強作用があるかもしれないが、男性に対しては、むしろ内因性のテストステロンを抑える可能性があり効果は期待しがたい。

テストステロン関連薬剤以外に、間接的にテストステロンの産生を高める可能性のある薬物も禁止とされている。例えば、乳がん治療薬として広く用いられている抗エストロゲン薬であるタモキシフェンやエストロゲン

コラム　ドーピング歴史はギリシャ時代にさかのぼる

ギリシャ時代に、格闘技士たちが羊の睾丸を食べたといわれている。当時は、男性ホルモンの存在さえもわからなかったが、確かに、羊の睾丸には男性ホルモンが含有されている。しかしながら、それを食べても体内に吸収されず、実際の効果に関してはきわめて疑わしい。

合成阻害剤などである。これらが投与されると、脳の性中枢はエストロゲン作用が低下している状態であるという情報として受けとめ、その結果、下垂体から性腺（卵巣や精巣）を刺激するホルモンが分泌される。これに反応して、女性ではエストロゲン、男性ではテストステロン分泌が高まる。そのため、女性では筋肉増強にはつながらないので、男性のみ禁止薬物となる。

また、下垂体から出て性腺に作用するホルモンとして、黄体形成ホルモン（LH）がある。LHとほぼ同様な作用をもつホルモンが胎盤でも作られる。これを絨毛性ゴナドトロピン（hCG）という。LHやhCGは、精巣に作用してテストステロン分泌を促すので、男性の禁止薬物となっている。なお、治療薬として用いている薬剤がドーピング禁止薬物に該当する場合には、治療目的使用に係る除外措置を申請できる。

アスリートと男性ホルモン

アスリートがテストステロンなどの男性ホルモン製剤を使用することは禁止されている。しかし、選手の血中テストステロン濃度を測定することによってドーピングを行ったか否かの判定をすることは必ずしも容易ではない。

なぜならば、男女でも内因性のテストステロンの産生量には個人差がかなりあるからだ。また、同一人物でもテストステロン分泌は常に変動している。さらに、テストステロンには日内変動があり、夜間から朝にかけて全体として分泌が亢進している。これらに加えて季節的な変動もある。また、女性では月経に伴う変動もある。すなわち、排卵の前に軽度ではあるが分泌が高まる。しかし、正常な卵巣機能を有する女性ではテストステロンの生理的な変動がドーピングに引っかかることはありえない。

さらに複雑なことに、運動や競技によりテストステロン分泌は影響を受ける。面白いことに、競技前には男女とも闘争心を増すために、テストステロンの分泌が一過性に高まることがある。テストステロンが高くなるほうが、競技には有利となる。また、男性では競技に勝つとテストステロンの分泌は刺激され、負けると逆に低下するということもいわれている。このようにテストステロン分泌はさまざまな影響を受ける。従って、競技終了後のテストステロンの測定のみでは、ドーピングを受けているかどうかの評価が困難なことが多い。さらに、身体で作られたテストステロンと、

外から投与されたものかを識別するのは容易ではない。

男性ホルモンの分泌が多い女性は？

　血中のテストステロン値が高い女性は、瞬間的な筋力を競う競技では有利となる。体質的に月経が不順で、排卵を欠くことが多い女性が約10％存在する。このような女性では、卵巣からエストロゲンは持続的に分泌されているが、テストステロンは月経が規則的にみられる女性よりも若干多く分泌される。

　このような女性の典型的なものに多嚢胞性卵巣症候群がある。この女性では両方の卵巣がやや大きく、内部に液体を蓄えている小さな嚢胞が多数存在している。病気というよりは体質の一種といってもよいが、不妊症などを伴う。多嚢胞性卵巣症候群の女性ではテストステロンがやや高めのために筋力が強く、アスリートには比較的多くみられるといわれている。しかし、これは主として欧米の話であり、わが国からはそのような報告はない。この理由として、欧米女性にみられる多嚢胞性卵巣症候群と異なり、日本人を含む東洋人女性の多嚢胞性卵巣症候群では、テストステロン値は正常者とあまり変わらないからである。いずれにせよ、女性ではテストステロン分泌の多寡がスポーツのパフォーマンスに影響することになる。

　まれではあるが、テストステロンの分泌量が異常に高い女性がいる。例えば、生殖能力を欠く性分化異常の女性などである。このような女性では、外性器は女性型でも体内には卵巣はなく精巣があり、そこから相当量のテストステロンが分泌されていることがある。女性は本来、男性と比べテストステロンがはるかに低値のため、テストステロン分泌が多少なりとも高めの女性は、アスリートにとっては大変有利な立場になる。

男性ホルモン異常高値の女性は競技に出られない

　女子の運動競技への出場資格に関する国際オリンピック委員会、国際陸上競技委員会の最新の見解によると、「染色体による性別判定は最終判定法とせず、テストステロンの分泌量が男性に匹敵すれば、女子選手と競い合うのは公平性を欠く」ということである。ただし、テストステロンの血中濃度は男女で20倍近くの差があり、男性並みのテストステロンを分泌している女性はきわめてまれである。もし、そのような女性がいるとしたら、本人の将来の健康のためにも、治療を要する場合が少なくない。

　テストステロンは高値であるが、テストステロンが作用することができない状態がある。例えば、テストステロンの受容体に異常があると、テストステロンが高くてもその作用は発揮されない。このような場合には、自身を含めて社会的に女性とみなされていれば、女子選手としての出場資格を認められる。しかし、運動競技ではテストステロンのみがパフォーマンスの決定要因ではなく、他にも特定の競技で有利に働く生物学的因子は多数ある。これらは、健常人にみられるばらつきとの間で線を引くのは困難である。いかなる判定法を採用しても、依然として大きな課題は残されることになる。また、医学的理由で出場資格の有無を判定するに際し、個人のプライバシーも配慮しなければならず、大変悩ましい問題である。

5章

女性のヘルスケアとエストロゲン

6章 さまざまな組織・代謝へのエストロゲンの作用

骨・筋肉とエストロゲン

骨の成長を促すのも止めるのもエストロゲン

　代表的なエストロゲンであるエストラジオールは、思春期前の男女ですでに差がある。すなわち、いずれも微量ではあるが、女児のほうが男児より7～8倍も高値である。思春期に至ると男女ともエストラジオールは漸増するが、それでもまだ女児のほうが高く維持されている。

　思春期は男女とも身長が急に伸びる時期でもある（スパート）。身長が伸びるということは骨が成長することである。思春期が開始するころの低濃度のエストロゲンは、下垂体から分泌される成長ホルモンの分泌を刺激して骨を伸長させる。以前は、エストロゲン（性成熟期にある女性にみられる程度の濃度）はもっぱら成長ホルモンの分泌を抑え、身長の伸びを抑えるように作用すると理解されていた。しかし低濃度のエストロゲンは、むしろ成長ホルモンの分泌を増加させることが明らかになった。一方、高い濃度のエストロゲンは成長ホルモン分泌を抑制する。思春期に身長が伸びるのは乳房が発育する前であり、乳房の発育を起こさない程度の低い濃度のエストロゲンが成長ホルモン分泌を刺激するのであろう[89]。

　成長ホルモン以外に、肝臓で作られるインスリン様増殖因子（成長因子の一種）も成長に関与する。この物質は成長ホルモンにより産生が刺激される。さらに、エストロゲンも直接インスリン様増殖因子の産生を促しているようだ。なお身長には甲状腺ホルモンや栄養状態、社会的因子も関係する。

　骨が十分に発育を遂げるころには、卵巣からのエストロゲン分泌は成人に近いレベルに達している。骨が伸びるメカニズムは、骨の端にある骨端線という軟骨でできた組織が骨に変化していくことによる。女子では成熟女性におけるエストロゲンの値に近づく15～16歳くらいで骨端線がなくなり、骨の伸長が止まる。

　一方、男子の骨の成長にも、女児と同様にエストロゲンが重要な役目を果たしている[90]。男子のほうがエストロゲンの上昇が遅れるため、骨は17～18歳ころまで成長する。なお、男子の場合、「精巣由来のエストロゲンよりも骨で作られるエストロゲンのほうが主として、成長を止める役割を果たしている」という説もある。

エストロゲンを作ることができない男女は、いずれも骨端線がなかなか閉鎖しないため高身長となる。逆に、エストロゲンが過剰となる男子では早く背が伸び始め、12歳ころまでに伸びが止まり、結果として低身長となる[91]。

以上のように、エストロゲンは濃度の違いで成長ホルモンの分泌を刺激したり抑制したりすることになる。そのため、1950年代には背が高くなりすぎて困るような女児に対し、エストロゲンを比較的多量に投与することで、成長ホルモンの分泌を止めて成長を抑えていた。今は、生まれつき卵巣が機能しないためエストロゲンが分泌されない女児、例えばターナー症候群などでは、女性らしい体型と、ある程度の身長を獲得するために、エストロゲンを投与することが普及しつつある。この場合は、成長ホルモン製剤の投与とともに、正常な思春期経過のエストロゲン分泌状態を模して、エストロゲンをごく少量からスタートし、徐々に量を増やす(注)。

注：ターナー症候群は低身長を伴うことが多い。その原因として、必ずしも成長ホルモンの分泌不全があるわけではないが、成長ホルモンの分泌パターンの異常などが指摘されている。エストロゲンは成長ホルモンの分泌を刺激するという報告もあるが、個体差、投与開始時期、エストロゲン製剤の種類、投与量、投与期間などにより効果はまちまちと思われる。

エストロゲンは骨のカルシウムを増やす

ヒトにとって、骨は身体を支え、脳や内臓などの重要臓器を保護し、あるいは運動や移動のために必要である。これらは物理的な機能である。さらに骨の内部では骨髄が造血工場にあたる働きをしながら、生命維持に欠かせないカルシウムの貯蔵と、必要に応じて全身にカルシウムを供給する機能を合わせもっている。骨には全身に存在するカルシウムの約99％が蓄えられている。

さて、このカルシウムなどのミネラルの摂取だが、生物が海水に生息しているかぎり、海水からいつでも摂取できた。しかし、生物が進化し陸生になると、身体を支えることや移動のための基本的骨組みなど、カルシウムを必要に応じて随時補給できるような仕組みが必要となった。そこで、発達した骨格系がこの機能を担当するようになったのである。

では、なぜエストロゲンは骨に作用するのであろうか。

そもそもエストロゲンは植物、動物を問わず成長に関係するものである。

昆虫では変態、脱皮などに関係する。すなわち、動植物のサイズを増大させる、あるいは短期的に動物の形態を変化させる作用である。このように考えると、ヒトを含む哺乳類でもエストロゲンは骨に作用し、骨の成長や強靱性に関係していることは奇異なことではない。

また個体の維持のみならず、産む性であるメスはオスよりもカルシウムの確実な蓄えが要求されるようになった。トリのメスは卵を作る際に多量のカルシウムを原料として必要とする。哺乳類では妊娠、授乳に際して多量のカルシウムを必要とする。生殖を完遂させるために短期間で多量のカルシウムを供給する必要があり、陸生動物の進化の過程で、生殖過程全体を取り仕切るエストロゲンがメスのカルシウムの出納を管理するようになったのだろう。

通常の状態では、骨は一方では破壊されて（骨吸収）カルシウムが血中に放出され、他方では骨は新たに作られる（骨形成）というように相反する現象が同時に進行し、巧妙なバランスをとっている（図20）。なお、骨吸収に関わる細胞は破骨細胞、骨形成に関わる細胞は骨芽細胞である。エストロゲンは破骨細胞の活動を抑えることで骨吸収を抑制し、骨芽細胞を活性化することで骨形成を促進する。この結果、骨のミネラル含量（骨量）が増える。骨に含まれるミネラルの大部分はカルシウムである。

妊娠、授乳には、カルシウムの必要量が高まるため、あらかじめ十分な貯蔵が必要となる。思春期を迎えると、女性は子供を作る準備状態を整え

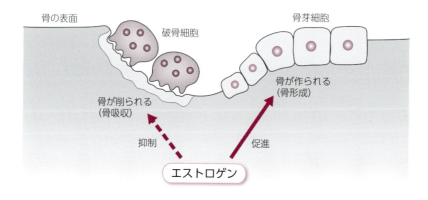

図20　骨の吸収と骨形成

る。思春期にエストロゲンの分泌が開始すると、骨は急に成長して初経を迎え、その後、成長は止まる。一方、初経以降、エストロゲンの作用で骨のカルシウム含量（骨量）は増加する。これによって、将来の妊娠に備えることになる。また鳥類では、産卵や抱卵に備えてあらかじめ骨にカルシウムを備蓄している必要がある。このために女性／メスは一般に、その身体のサイズや筋肉の量に比べて骨のカルシウム含量が男性／オスよりも多い。

妊娠・授乳中のエストロゲンの"至妙な業"

妊娠中は、非妊時の50％程度カルシウムの必要量が増す。これは胎児の骨格の発育などに利用されるからである。また、妊娠中は腸からのカルシウム吸収を高める作用のあるビタミンDも非妊時の約3倍となる。その結果、母体の腸からのカルシウムの吸収効率は増加している。なおこの時期には、このビタミンDは胎盤でも作られる。

妊娠中はエストロゲンは胎盤で多量に産生されるが、骨を吸収する副甲状腺ホルモンも同時に分泌されるため、骨吸収も骨形成も亢進し、血中にカルシウムを放出しつつ骨のカルシウム量は維持されることになる。このような仕組みによって、胎児にカルシウムを安定的に供給している。以上のように、妊娠中には骨のカルシウムの出入りが激しく、骨のカルシウム量は部位によっては非妊時より若干低下する[92]。

胎児にカルシウムを供給するメカニズムに関与する物質であるビタミンD、エストロゲン、副甲状腺ホルモンなどは、胎児の付属物である胎盤から分泌されている。胎児は、これらの物質を通じて母体に働きかけることで自らの発育している。

分娩後に授乳を行うと、カルシウムの必要量はさらに増し、非妊時の2倍近くになる。授乳期にはエストロゲンは低値となることで、骨の吸収が促進され、血中にカルシウムが移行しやすくする。血中のカルシウムは母乳へ移行し、児の成長に役立つ。なお、母親は授乳により骨量は減少するが、授乳を中止すると多くの場合、骨量は速やかに回復する。ちなみに、1年近くにわたる授乳を繰り返した女性は、閉経後に骨粗鬆症による骨折を起こすリスクが高まることがある。

本来、エストロゲンは生物の進化に一貫して生殖に深く関わってきた。一見、生殖と関連がないように思われる骨の強化にエストロゲンが最も重

要な役割を果たすのは意外な印象をもつが、骨が新たな生命を育むためのカルシウムの貯蔵部位であることを考えると、改めて、エストロゲンの離れ業に感嘆するばかりである。しかも、妊娠、授乳に特有な母体血中のエストロゲン分泌の変化が胎児、新生児のカルシウムのニーズに見事に対応している。妊娠、授乳中のエストロゲンは、子宮、胎児、乳腺などへの直接的な作用のみならず、骨を標的とした見事なカルシウムの出納の調節機能までを担当しつつ、胎児や新生児の発育に寄与しているといえる。

生殖でのエストロゲンの多彩かつ精巧な作用は、人間の英知をも凌駕する至妙な業というほかはない。あたかも、エストロゲンはオーケストラの指揮者のように振る舞い、母体はエストロゲンの動きに合わせるように仕組まれていることで生殖現象は円滑に進行する。

エストロゲンの低下は筋力の低下に結びつく

筋肉にはエストロゲンの受容体が存在し、エストロゲンは筋力を保つ作用がある。エストロゲンと筋肉との関連は、以下の事実からも明らかである。

例えば、生殖中枢の異常で、卵巣が働かなくなっている女性では筋肉量が少ない。さらに、閉経後女性の筋力低下は転倒の原因ともなるが、筋力低下にはエストロゲンの欠乏も関係していると考えられる。エストロゲン低下に伴う筋力低下に対しエストロゲンを投与すると、ある程度抑えることができる[93]。マウスを用いた実験でも卵巣を摘除してエストロゲンを下げると、筋力は10～20%減弱する。

遺伝的に完全に同一である一卵性の姉妹で、閉経後一人だけにエストロゲンを投与すると、投与された女性は非投与の姉妹と比べ筋肉が増し脂肪が減少する。よって、閉経後の筋力低下を防ぐためには、エストロゲン投与に筋肉トレーニングを併用すればより効果的である。閉経後の女性では骨粗鬆症による骨折が増加するが、骨自体の脆弱性とともに、筋力の低下による転倒なども骨折の原因となっていると考えられる。

では、エストロゲンが低下すると、なぜ筋力が落ちるのであろうか。

身体の主要なエネルギー源である糖は、インスリンの作用により細胞内に取り込まれる。また細胞に取り込まれた糖は、細胞膜で糖を輸送する蛋白質と結合して細胞内を移動し利用される。体内のすべての組織が糖を取り込むが、筋肉は糖全体の約75%を取り込んで利用する。一方、エスト

ロゲンが低下すると、各細胞のインスリンに対する感受性が低下する[94]。さらに、エストロゲンの低下は細胞内で糖を運ぶ物質を減少させる[95]。つまり、エストロゲンが低下すると、糖の利用効率が低下することになる。

　以上のことから、筋肉は糖を最も利用する組織であり、エストロゲンの低下で糖が利用されにくくなることで、筋力が減弱するのではないかと考えられる。さらに筋肉では、実際に収縮に関わるミオシンという蛋白質がエストロゲン欠乏でその収縮機能を低下させることも関係しているのだろう[96]。

糖代謝とエストロゲン

エストロゲンは糖代謝を改善する

　食事として摂取された糖分は、体内で糖（グルコース）に転換される。血液中にある糖が血糖である。血糖は、インスリンというホルモンの作用で各細胞に取り込まれ、エネルギー源として利用される。このような一連の仕組みを"糖代謝"とよぶ。身体のいかなる組織でも、糖代謝が正常に進行しないと、エネルギーを利用できないことで機能が低下する。インスリンが分泌されなくなる、あるいは、インスリンは分泌されてもその作用が低下して血糖が利用されず、その結果、血糖が上昇する状態が糖尿病である。前者は1型糖尿病であり、後者は中高年以降によくみられる2型糖尿病に相当する。糖尿病の90〜95％は2型糖尿病である。

　エストロゲンの受容体が欠損しているため、エストロゲンがまったく作用しない男性や、エストロゲンが作られない男性は、糖尿病と似た状態となる。動物実験でも、卵巣を除去してエストロゲンを低下させると、インスリンの作用が低下することが観察されている。この場合、エストロゲンを投与すれば、インスリンは正常に働くようになる。また、生まれつき卵巣が発達せずに、エストロゲンが分泌されない女性は、糖尿病の頻度が高いという報告がある[97]。さらに、エストロゲン受容体αが欠損しているマウスに糖分を与えると、血糖値が異常に増える。これらは、すべてエストロゲンが作用しなくなるために、インスリンの作用が低下したことで説明できる。

　エストロゲンは、インスリンの作用を高めていること以外のメカニズム

によっても、糖尿病を防ぐ作用がある。例えば、インスリンは膵臓にあるβ細胞で産生され分泌されるが、正常な濃度範囲のエストロゲンは膵臓のβ細胞に直接作用して、インスリンの産生と分泌をともに高める。さらにエストロゲンは、β細胞の寿命を延ばすようにも作用している[98]（図21）。

　妊娠中は、胎児へ糖を供給するために糖の需要が高まっている。妊娠中はエストロゲン分泌は亢進している。妊娠を継続するためには、エストロゲンのインスリン分泌促進効果、インスリンの作用の増強作用は好都合といえる。しかし、妊娠中には胎盤由来のホルモンなどの影響で、インスリンの作用はむしろ抑えられている。このため、妊娠中にのみ血糖値が上昇することがある。エストロゲンの糖代謝に及ぼす作用は栄養不足に陥りやすいような時代では、安定的に胎児に糖を供給するためには都合がよかったのかもしれない。

　最近のトピックとして、ダイオキシンなどの環境中に存在する弱いエストロゲン作用をもつ物質（いわゆる環境ホルモン）は、体内に取り込まれ身体が作るエストロゲンの作用を阻害することで、インスリンの作用を妨げて糖尿病の誘因となることがマウスで観察されている[99,100]。ヒトにおける影響は、今後の調査を待たなければならない。

　エストロゲンの低下は糖代謝異常を起こすが、逆に糖代謝異常がエストロゲンの分泌を低下させるという悪循環を引き起こすことがある。すなわち、エストロゲンが低下することでインスリン作用が低下すると、身体は

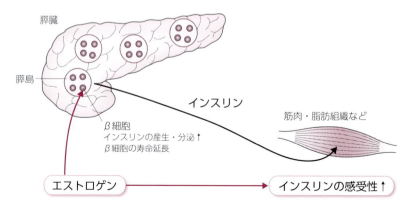

図21　エストロゲンの糖代謝への作用

懸命にインスリンを出そうとし、その結果インスリン濃度が高まる。インスリン値が上昇すると、卵巣のエストロゲン分泌が障害される[101]。月経が不規則で不妊となる女性でしばしば糖代謝の異常がみられることがあるが、この背景には、エストロゲンとインスリンの分泌の双方向的な乱れが関係していると考えられる。

閉経後には糖尿病のリスクが高まる

　エストロゲン分泌は、閉経の前後で急激に変化する。糖を負荷することで一過性に分泌されるインスリン量は閉経後では低下している[102]。おそらく、エストロゲンがなくなると、インスリンの分泌も減少するのだろう。
　糖尿病は閉経前の女性には比較的少なく、閉経後に発症することが多い。さらに、閉経年齢が早いほど糖尿病の発症率が高くなる。40歳未満で閉経を迎えた女性の糖尿病の発症リスクは、平均的な閉経年齢（50〜54歳）の女性に比べて30％以上で、逆に閉経年齢（55歳以上）が遅くなると15％低くなる[103]。また、子宮と同時に卵巣（両側）を切除すると、糖尿病の発症率が高まるのではないかという調査結果もある[104]。これらのことから、閉経後のエストロゲン欠乏が関係していると考えられる。
　なお、糖尿病の発症には性差がある。男性のほうが女性と比較して発症年齢が低く、また、年齢を問わず男性の糖尿病患者の割合は女性の約2倍である。しかし、女性の糖尿病のほうが男性よりも深刻である。なぜなら、糖尿病があると心筋梗塞による死亡リスクが男性では約2倍に上昇するが、女性では3.5倍程度に跳ね上がるからだ[105]。

女性では男性ホルモンの増加、男性では低下に注意

　では、男性ホルモンは、糖代謝にどのような影響を及ぼすのであろうか。
　女性では、テストステロンなどの男性ホルモンが過剰に分泌されることがある。このような女性では排卵がなくなり不妊となることがある。また、テストステロンが過剰の状態では、インスリンの作用が低下する。
　一方男性では、中高年以降にテストステロン分泌は減少するが、特に減少が著しいとインスリンの作用が低下することがある。この場合にテストステロンを補充するとインスリン作用は改善する。しかしながら、テストステロンが正常に分泌されている男性に、さらにテストステロンを投与するとインスリン作用は低下する。すなわち、テストステロンは、多くても

少なくても具合が悪いということになる。

　なお、男性では適度なテストステロン濃度が正常な糖代謝に必須であるが、その機序として、少なくともテストステロンがエストロゲンに転換されて糖代謝を正常に保っていると思われる。なぜならば、前述したようにエストロゲンを産生できない、あるいはエストロゲン受容体を欠く男性では、糖代謝が障害されているからである。

脂質代謝とエストロゲン

エストロゲンが皮下脂肪を増やす

　思春期前では、女児と男児では体型はあまり違わない。ところが、思春期に第2次性徴を遂げると、女児は女性らしく、男児は男性らしい体型となる。体型を決定するのは、女性では主にエストロゲン、男性では男性ホルモンである。思春期を過ぎると脂肪の全身に占める比率は、女性で約25％、男性では13％程度である。このことから、エストロゲンは脂肪を蓄積する作用があることがうかがわれる。思春期には初経を経験するが、一定量の脂肪の蓄積が初経の発来の前提となる。

　既述のとおり、エストロゲンは、特に皮下の脂肪量を増加させるように働く（注）。生殖年齢にある女性は、皮下の脂肪が多い。皮下の脂肪がたまりやすい部分はおしり、腰のまわり、太ももなどである。つまり、健康な女性の脂肪の体内分布である。一方、閉経以後になるとエストロゲンは低下しウエストの周囲に脂肪がたまりやすくなる（図22）。皮下にある脂肪は長期間蓄えておくものであり、必要に応じてエネルギーとして利用できる。エストロゲンが十分存在している女性、すなわち、月経が規則的に発来している女性では、閉経後の女性に比べ脂肪の酸化による分解が低下している。このことがエストロゲンによる皮下の脂肪の蓄積の機序の1つと考えられる[106]。

注：脂肪組織にはエストロゲン受容体が2種類（αとβ）あり、エストロゲンは受容体βに作用して脂肪を増やし、同時に受容体αにも作用して脂肪量が過剰にならないように調節している。従って、生まれつき受容体αがないと肥満になる[107]。

　では、エストロゲンがあると皮下の脂肪がどんどん増えて肥満になるの

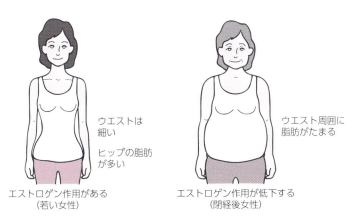

図22　エストロゲンと女性の体型（皮下脂肪の影響）

だろうか。

　エストロゲンは食欲を抑えるように作用する。また後述するが、脂肪組織で作られるレプチンというホルモンが脳に働いて食欲を抑えるように作用する。このようにして、皮下脂肪は一定となるように維持されている（図23）。

エストロゲンと皮下脂肪が生殖機能を高める

　思春期が始まると皮下に脂肪が蓄積し始め、一定量たまると初経が起こる。つまり、皮下脂肪の蓄積が卵巣の働きを刺激し、逆に、卵巣から出るエストロゲンが脂肪の蓄積を促すということになる。エストロゲンと脂肪組織は、お互いに連絡を取り合っているのである。

　脂肪組織からはレプチンというホルモンが分泌され、脳の視床下部にある食欲中枢に作用して食欲を調節する。またレプチンの分泌量は脂肪の総量と比例する。すなわち、脂肪の総量が増すとレプチンの分泌量は高まり食欲を抑える。逆に摂食量が減って、体重が減り脂肪組織も減少すると、レプチン分泌が低下し食欲が亢進する。

　面白いことに、レプチンはさらに脳内の視床下部に作用し、生殖機能を高めるホルモンであるゴナドトロピン放出ホルモン（GnRH）の分泌を促す。GnRHは下垂体に作用して、卵巣機能を刺激するホルモンであるゴナ

ドトロピンの産生分泌を促し、その結果、卵巣が働き出し、エストロゲンが作られるようになる。逆にレプチンが少ないと、GnRHは十分に分泌されず、エストロゲンも作られない（図24）。

　以上のように、思春期では皮下脂肪が徐々に蓄積するとレプチンが分泌される。すると、卵巣が刺激されエストロゲンが分泌される。初経が起こるには一定量のレプチン濃度が必要である。エストロゲンが先かレプチンが先かはニワトリと卵の関係のようであり、おそらく、両者はお互いにポジティブに影響し合って初経を迎えるのであろう。

　よく若い女性が極端なダイエットで、短期間にかなりの体重を減らすことがある。3〜6カ月間で体重の10％以上減量すると、しばしば無月経となる。この場合には皮下脂肪が失われ、血中レプチン濃度が低下すること

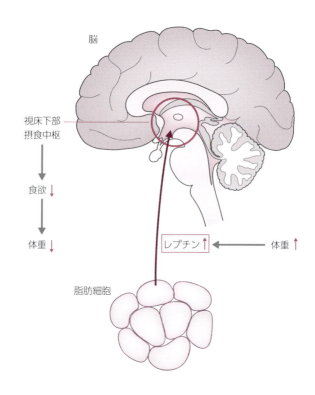

図23　脂肪組織が食欲を調節するホルモン（レプチン）を出す

が無月経のメカニズムの1つと考えられる。

　男性でも、レプチンが作用しないと思春期が起こらないことから、女性と同様にレプチンは男性の思春期にも関与しているようだ[108]。すなわち、男性でも、思春期に先行して脂肪の蓄積は増すが、主に体幹部の脂肪であり、女性の分布とは異なる。さらに、女性と異なって、テストステロンはレプチンの産生を抑えるため、思春期の後半になって精巣より十分量のテストステロンが分泌されるようになると、レプチン濃度が低下する[109]。

　なお、女性と同様、男性でも肥満により一般に思春期が早まるが、男性では女性ほど明確な関係はなく、むしろ、肥満では思春期が遅れることもある。以上のことから、男性の生殖機能の成熟でのレプチンの関与は、女性とは異なる。

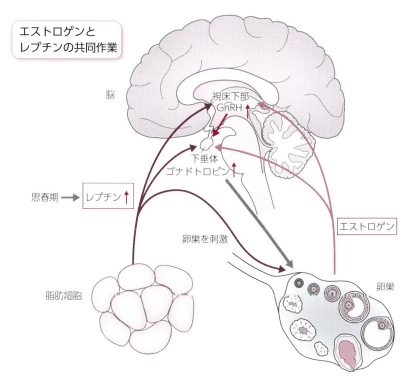

図24　思春期発来のメカニズム

妊娠を無事に乗り切るための皮下脂肪

　女性が皮下脂肪の増える時期は、思春期と妊娠時である。思春期には、一定の脂肪含量がないと排卵は起こらず生殖能力を獲得できない。排卵は妊娠が可能な身体となることであり、脂肪の蓄積は妊娠の必要条件となる。妊娠する前に脂肪を蓄えることは合目的である。なぜならば、狩猟生活を営んでいた時には、妊娠すると妊娠初期にはつわりなどで活動範囲が狭まり、十分に栄養を取れない状態となる。さらに、苛酷な環境下で食物の確保がむずかしくなっても、胎児が発育できるように妊娠前に脂肪という形で栄養源を貯蔵しておく必要がある。また、分娩により血液を失い体力を消耗するが、すぐに授乳を行わなければならない。このためにもエネルギーを蓄えていかなければならない。また、分娩によって血液を失い体力を消耗するが、すぐに授乳を行わなければならない。このためにもエネルギーを蓄えていかなければならない。

　妊娠末期には、妊娠前と比べ体重は約10kg増加する。このうち1〜1.5kg程度が皮下脂肪の増加であり、残りの内訳は胎児（約3kg）、胎盤・羊水などの胎児付属物（約1.5kg）、さらに増大した子宮、乳房、母体の血液量の増加などである。妊娠による皮下脂肪の蓄積は、特に妊娠の前半に顕著である。カロリー摂取量はあまり変わらなくても、脂肪組織が増える。おそらく、胎盤から分泌されるエストロゲンが、脂肪の酸化による分解を抑制することが関係しているのだろう。

妊娠前に皮下脂肪が少ないとどうなるか

　摂食異常などにより皮下脂肪が著しく少なく、その結果として月経を欠く女性は、自然にまかせるかぎり妊娠しない。ある意味では、これは自然の摂理である。ところが医学の進歩により、このような女性に対し排卵誘発剤を使用すると妊娠は可能となる。しかし、妊娠しても胎児の発育が不良となり、妊娠継続が困難となることもある。また早産に至りやすくなり、胎児の発育も不良となる。自然の調節系を無視した医療行為の実施は、ときに危険な状態を招来するということを肝に銘じるべきである。

エストロゲンが内臓脂肪の蓄積を防ぐ

　エストロゲンが十分にある場合の皮下脂肪の蓄積とは、健康的な若い女性の体型であり、妊娠を続けていくのに必要な脂肪である。一方、エスト

ロゲンが欠乏すると、一般に体重が増加する。この場合は、主として内臓脂肪が増えることが関係している。

内臓脂肪とは、腸を固定し腸を正しい位置に保っている腸管膜という組織などに脂肪が蓄積したものである。閉経後の女性では脂肪の分布が変化し、腰回りに脂肪が蓄積し内臓の周囲の脂肪量も増す傾向がある。つまり、エストロゲンの濃度と内臓脂肪量は、反比例することになる[110]。ラットを用いた実験でも、卵巣を摘除すると内臓脂肪が蓄積することが知られている。なお、この変化はエストロゲン投与とともに運動を行うことによって効果的に防止できる[111]。

内臓脂肪の蓄積はメタボリックシンドロームの診断基準の1つとなっている。内臓に脂肪がたまると、糖尿病、高血圧、高脂血症、心臓病、脳卒中などのリスクが高まる。月経がある女性では男性に比べ、メタボリックシンドロームが少ない。エストロゲンによる皮下の脂肪蓄積は、メタボリックシンドロームに伴う脂肪の蓄積とは部位が異なり、メタボリックシンドロームのリスク因子にはならない。

一般に男性では、年齢と関係なく一定の頻度で肥満がみられる。一方、女性は閉経前では男性と比較し肥満の頻度が低く、50歳以降で肥満になる例が増えてくる。このような肥満頻度の男女差は、エストロゲンの作用が関係しているのであろう。

男性では皮下脂肪は少なく、相対的に内臓脂肪が多い。内臓脂肪は身体を動かすと速やかに利用されるものであり、身体を動かすことが多い男性にとっては都合がよい脂肪である。なお、卵巣を摘除した女性から男性への性転換者が男性ホルモンを投与されると、男性型の脂肪の蓄積となることから、脂肪の体内分布は性ホルモンの作用によるものと考えられる。

エストロゲンが全身のエネルギー代謝を制御する

生体は全体のエネルギーの蓄積量、エネルギーの必要量、食事の摂取内容などを常にチェックして、摂食行動を調節している。このような全身のエネルギー状態に関する情報を検知し、食欲やエネルギーの消費を制御している中枢がある。マウスの実験では、脳内の視床下部が、全身のエネルギーの調節を司っていることがわかっている。エネルギー代謝の調節は、ヒトを含む多くの動物で共通な仕組みがある。

エストロゲンは視床下部に直接作用して、エネルギー代謝を制御する主

要な因子として機能している。エストロゲンの脂肪蓄積や体重への作用は、必ずしも摂食量では説明ができず、体内でのエネルギーの消費も関連していると考えられている。

ではなぜ、エストロゲンは栄養やエネルギー代謝に関わっているのだろうか。

卵生動物では、全身の栄養のかなりの部分が卵を作ることに消費される。胎生動物では母体の栄養は優先的に胎児の発育に向けられる。これらの事象にはエストロゲンの分泌亢進が伴っている。おそらく、エストロゲンはメス/女性の栄養・エネルギー代謝に包括的に調節することで、卵の産生や胎児発育を可能にしているのだろう。

血管とエストロゲン

エストロゲンは血管の老化を防ぐ

閉経前の女性は男性と比較して、動脈硬化による心筋梗塞や脳卒中などの心血管系疾患を患うことが明らかに少ない。しかし、閉経を過ぎると心血管系の疾患が徐々に増えてくる。ここで重要なことは、年齢と関係して増加するのではなく、閉経を契機として増加してくるということである。まだ月経がある時期に医学的理由で卵巣を摘除する、または40歳未満で自然に卵巣の機能が廃絶した場合でも、脳血管障害のリスクが増大する。

これらの事実から、おそらく、エストロゲンが血管の老化ともいえる動脈硬化の進行を防いでいると考えられる。エストロゲンがどうして血管の老化を防ぐのかに関しては、高血圧の予防、糖尿病の予防、脂質代謝に影響して動脈硬化を防ぐことなどによる。以上、これまで知られているエストロゲンによる動脈硬化の進行を遅らす機序を示す（図25）。

さらに、エストロゲンは血管に直接作用して、さまざまな血管拡張物質の産生を高め、血管を拡張させることで動脈硬化に対し予防的に作用している。そのため生殖年齢にある女性は、同年代の男性より一般に血圧は低い。男性では比較的若い年齢から高血圧症がみられるが、生殖年齢にある女性の高血圧症は10％に満たない。

エストロゲンが作用しない状態では、血圧が上昇する傾向がある。例えば、エストロゲンの受容体が欠損し、そのため、エストロゲンが作用でき

ないマウスは血圧が上昇している[112]。また閉経に一致して、急に血圧が高くなることがしばしば観察されるが、エストロゲンの急激な低下が関係していることが多い。

　血圧を正常に保つことは、動脈硬化を防ぐためにも重要である。さらに、生理的な濃度のエストロゲンは、血栓を防ぐ作用なども動脈硬化を予防していると思われる。このほかエストロゲンは、血管を障害する過酸化物質を除去する作用があり、このことも動脈硬化の発生を防ぐことになるのだろう。このように、エストロゲンはさまざまな仕組みで血管の老化を抑えている。血管の老化は心筋梗塞や脳卒中以外に認知症や腎機能低下の原因にもなる[113]。このように女性にとって、エストロゲンの恩恵は大変大きいといえる。

　エストロゲンは、血管系の老化防止という機序に加えて、直接心臓を守ることで心筋梗塞を防いでいる可能性が最近発表されている。心臓は平滑筋細胞からできているが、エストロゲンは心臓を構成する細胞に直接作用して、細胞が死滅することを防ぐとともに、細胞自体の機能を強化することが示されている[114]。

　妊娠時には、胎児や胎盤を養うために全身の血液量が増し、心臓の負担も増大する。エストロゲンの血管拡張作用や心臓の機能を強化する作用は、妊娠が順調に経過するためにも大変合目的性がある。おそらくエストロゲンは生殖現象をスムーズに進行させるために、血管や心臓に作用しているのであり、女性は少なくとも、閉経まではエストロゲンの庇護を受けているといえよう。

- コレステロール代謝の改善（善玉コレステロール↑，悪玉コレステロール↓）
- 血管拡張
- 抗酸化作用
- 高血圧や糖尿病のリスクの低下
- 血管平滑筋の増殖抑制

図25　エストロゲンによる動脈硬化の予防機序

エストロゲンと脂質代謝を改善して血管を保護する

　エストロゲンは、善玉コレステロールであるHDLコレステロールを増やし、悪玉コレステロールであるLDLコレステロールを低下させる。LDLコレステロールの低下作用のほうが優るので、総コレステロールは低下することになる。ここでいう善玉、悪玉とは各々動脈硬化に対して予防的に作用する、促進的に作用するという意味である。従って、エストロゲンは、血管の動脈硬化の進行を遅らせるように働いている。

　逆に、エストロゲンが作用しなくなる状態、すなわち両側の卵巣を摘除する、あるいは乳がんの治療のため抗エストロゲン薬を投与することなどで、HDLコレステロールは低下し、LDLコレステロールは増加する傾向がある。

　エストロゲンがLDLコレステロールを低下させる仕組みとして、以下のことが考えられる。

　LDLコレステロールは肝臓、副腎、卵巣などの細胞膜に存在するLDL受容体と結合して血中から細胞内に取り込まれことで血中から取り除かれる。エストロゲンは肝臓などのLDL受容体を増加させることで、血中のLDLコレステロールを低下させる。肝臓に取り込まれたLDLコレステロールは、胆汁の中に移行する。胆汁中のコレステロールが増えると胆石の原因となる。50歳未満では、女性のほうが胆石にかかりやすい理由の一つは、エストロゲンの作用である。それ以外に、エストロゲンは肝臓に作用してLDLコレステロールの産生を抑えることで、LDLコレステロールを低下させることに寄与している。

　エストロゲンを補充する場合に、その投与方法として経口投与と貼り薬がある。経口投与だと腸から吸収されたエストロゲンは、全身の血流に入ることなく、まず肝臓を通過する。すなわち、肝臓は一時的に高濃度のエストロゲンにさらされることになる。他方、エストロゲンの貼付薬だと、皮膚から吸収されたエストロゲンは、いったん全身の血流に流入して希釈された後に肝臓に達するため、肝臓のエストロゲン濃度はあまり上昇しない。このため、前述のエストロゲンの脂質への影響は、エストロゲンの経口投与の場合に顕著であり、貼り薬だとその作用は弱い。

　なお、エストロゲンの動脈硬化予防作用は、脂質代謝の改善以外に血管（血管内皮や血管の平滑筋）への直接作用によっても発揮されることは前に述べた[115]。

エストロゲンはうまく使うと心血管系の病気を防ぐ

では、閉経後にエストロゲンを補充すると、動脈硬化を防ぐことは可能なのだろうか。

答えは、閉経後からエストロゲンを投与するまでの間隔が短いほど、動脈硬化の進行を抑えることができるというのが、多くの専門家の考えである。60歳未満、あるいは閉経後10年以内にエストロゲンを6年以上にわたり補充すると、心筋梗塞による死亡率は低下するといわれている[116]。最近、デンマークで行われた調査でも、閉経後2年以内にホルモン補充療法を開始し、10年間程度投与すると、投与を受けない女性と比べると、心筋梗塞またはそれによる死亡が半減したことが明らかとなった[117]。しかもこの効果は、投与を止めた後少なくとも6年間は持続していた。ただし、脳卒中やすべてのがんの発症はホルモン投与の有無で差はなかった。さらに、エストロゲンとの関連が注目されている乳がんも、ホルモン投与で増加することはなかった。後で述べるが、エストロゲンと乳がんとの関係は単純ではなく、エストロゲン製剤と併用して投与される黄体ホルモン製剤の種類などにより、乳がんのリスクは影響される。

コラム　健康な長寿を達成するにはエストロゲンの役割が参考になる

エストロゲンはカルシウム代謝、糖代謝、脂質代謝、血管などへの作用を通じ全身の健康状態の保持に関わっている。だがエストロゲンは、生殖の営みを確実にするための手段として個体の健康を保持しているのであり、生殖可能年齢を過ぎた閉経後の女性は、エストロゲンによる恩恵を失うことになる。

残念ながら、加齢により生殖能を失った個体をさらに長期間存続させようというしくみは、進化の頂点を極めたヒトでも十分に備わっていない。一方、現在大多数の女性は、生活水準の向上や医学の進歩により閉経後40年近く命脈を保っており、自然の状態での寿命をはるかに超えた長寿を謳歌している。しかしながら、心身ともに健康な状態は平均寿命より10年程度短い。高い生活の質を伴った長寿をまっとうするためには直接エストロゲンの力を借りるか（ホルモン補充療法）、あるいは、薬剤や生活習慣によりあたかもエストロゲンが作用しているような状態を模したような体調管理が望まれる。

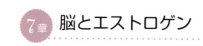

脳・性格・行動とエストロゲン

脳機能に深く関わるエストロゲン

　酸素不足や薬物による脳の神経細胞の傷害は、エストロゲンが存在すると軽減されることから、エストロゲンには神経保護作用があり、さらにエストロゲンは、障害された神経細胞の新生にも関わっているといわれている[118]。人工的にマウスに脳卒中を起こし、その後の機能回復とエストロゲンとの関係をみた実験がある。その結果によると、エストロゲンが作用していると、脳卒中後の回復が良好であった[119]。

　月経周期に伴うエストロゲン分泌の変動、薬剤によるエストロゲン分泌の抑制、閉経期などに伴い、脳内の各部位の血流量が変化することが、MRIやPETなどの画像診断装置による観察で確認されている。血流量の変化は、脳の活動の状態を反映している。エストロゲンに反応する脳の部位は、意欲、意志、ストレスへの対応、記憶、感情などに関係する機能を司っている[120]。エストロゲンはさらに、認知機能、痛みの知覚、体温調節、睡眠などさまざまな脳の機能と関連している。

　また、エストロゲンは短期的な記憶に関係しているといわれる。例えば、両側の卵巣を摘除すると、軽度ではあるが記憶力が減少する。このときエストロゲンを投与すると、記憶の低下が回復するという研究報告がある。また月経時には、エストロゲンが最も低い。排卵後比較的エストロゲン値が高いときと、エストロゲンが最低となる月経時の記憶を比較すると、月経期のほうが若干ではあるが、記憶力は減弱しているという研究結果がある[121]。エストロゲンが記憶などの認知機能に寄与する機序の1つに、前述の神経細胞の新生作用があげられる。なお、脳に対するエストロゲン作用は、主にエストロゲン受容体βを介するものであると考えられている。

脳内でも産生されるエストロゲン

　エストロゲンは生殖機能を統括しているホルモンであるが、生殖機能に関わるエストロゲンは主に卵巣で作られる。卵巣由来のエストロゲンは、全身の血管に入り、乳腺や子宮などの生殖臓器に作用する。また、脳の性中枢（視床下部や下垂体）にも到達し、視床下部－下垂体－卵巣といった機能環を形成して卵巣機能を調節している。

卵巣由来のエストロゲンは、主に生体の植物性機能（生殖、内分泌系、循環器系、消化器系などのように個体や種の維持に必要な基本的な生理機能）を調節している。しかしヒトをはじめとする動物では、植物にない感情、本能、行動、意欲といた脳神経系が統御する動物性機能がある。これらには、脳内で産生されるエストロゲンが重要な役割を果たしている。しかも、脳内のエストロゲンの産生、分解の調節は卵巣由来のエストロゲンとは独立して行われている。具体的には、脳内の視床下部、扁桃体、海馬、中脳、大脳皮質など広範な部位でエストロゲンが産生されている[122]（図26）。さらに、脳内の各部位にエストロゲンの産生にあずかるアロマターゼという酵素やエストロゲンの受容体がある。脳内では、グリア細胞やニューロンがエストロゲンの産生部位とされており[123]、脳内各部位でのエストロゲン濃度は血中の濃度（主に卵巣由来のエストロゲンが占めている）とは異なった変動を示す[124]。

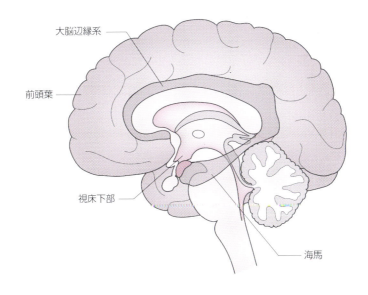

図26　脳とエストロゲン

男性にはテストステロンが豊富に存在する。テストステロンは主に精巣で作られるが、エストロゲンと同様に脳内でも合成される。またテストステロンは、それ自体でもその受容体（アンドロゲン受容体）を介して脳に作用するが、多くは脳内でエストロゲンに転換され、直接的には、エストロゲンがテストステロンの作用を仲介している。
　脳内でのエストロゲンは、神経発達や性分化以外に性行動、摂食行動、攻撃性、闘争心、向上心、記憶力、コミュニケーション能力、言語力、識字能力など、私たちにとって基本的な属性、適性、能力などに深く関わっている。おそらく、卵巣由来のエストロゲンも一部関与しているのだろう。あるいは、卵巣由来のエストロゲンが脳におけるエストロゲンの産生を調節している可能性もある[125]。

性格に影響をもたらすエストロゲン⁉

　エストロゲンは、女性らしさ、男性ホルモンは男性らしさに関係するのではないかとよくいわれてきた。しかし、"女性らしさ、男性らしさ"といっても曖昧な概念である。一般には、"女性らしさとはしとやかさ、控えめなど"を連想し、"男性らしさとは攻撃性、闘争性、競合性など"とみなされている。しかし、いかなる状況下で誰に対して控え目、あるいは攻撃的になるかは、男女それぞれの生物学的役割が異なるため、男性と女性でどちらが控え目か、あるいは攻撃性があるかを比較するのはあまり意味のないことかもしれない。
　そのようなことを念頭に置いて、性ステロイドホルモンが性格にどのように関連しているかを述べる。
　エストロゲンが性格に影響するという端的な例として、生物学的には完全に男性であるが、自らは女性として振る舞うことを強く希望し、異性として女性にはまったく興味を示さない"男性"がいる。このような人では、精神的に不安定となり、イライラ状態がよくみられる。エストロゲンを投与するとイライラがおさまり、社会的には女性として安定した精神状態となる。逆に、生物的には女性でありながら、自身は男性でありたいと願う人がいる。こうした人では当然エストロゲン優位なホルモン環境にあるが、テストステロンを投与するとエストロゲン分泌は抑制され、男性ホルモン優位環境となる。それに伴い攻撃的で怒りやすい性格への変化がみられることがある。

正常な卵巣機能を有する女性では、エストロゲン濃度は月経周期のどの時期かによって著しい変動をみる。そこで、月経開始日と排卵日の中間の時点で性ホルモンを測定し、それらと攻撃性との関係を調べた研究がある[126]。すると、エストロゲン値が高めの女性は、運動競技などのように他との競争を強いられる状況下では競争心があまり旺盛ではないという報告であった。しかしながら、正常な卵巣機能を有する女性においてはエストロゲン濃度の個人差は乏しく、エストロゲンの濃度と性格との関連を見出すのは容易ではない。

　話がやや込み入るが、思春期の発来が遅延している少女は、思春期をすでに迎えている同年代の少女と比べ、エストロゲンは低濃度であり、しかも攻撃性は低い傾向にある。このような少女にエストロゲンを投与するとどうなるのであろうか。予想に反して攻撃性は増すことになるが、攻撃性の程度に関しては、思春期をすでに迎えている同年齢の少女に比してむしろ軽度である[127]。なお、ここで取り上げている攻撃性とは、必ずしも短気、怒りやすいというような正常な状態を逸脱したものではなく、自己の権利を正当に主張する、積極的に社会に関わっていく、みずからの意志で行動するというようなニュアンスも含むものと考えられる。

　このことから、エストロゲンは、女性が成熟して社会人として自立し、妊娠や育児を遂行できるような自己主張や自己防衛という意味での"攻撃性"の獲得に必要なのであろう。

テストステロンは脳でエストロゲンに転換される

　女性は男性の1/10以下程度ではあるが、テストステロンは存在している。テストステロン値は日内変動があり、加えて月経周期による変動もみられ、排卵期には多少高値となる。このようなことを考慮しても、テストステロン濃度にはエストロゲンと比較し、女性間で個人差がある。

　テストステロンが高めの女性は、やや筋肉質の体型であり、性格は自立心が強く、行動的で処世術にたけているという研究報告がある[128]。

　それでは反社会的な行動をとるような女性では、テストステロン値はどうなっているのだろうか。

　女性受刑者に対してテストステロンを測定したところ、高めの女性は攻撃的な性格傾向があり、さしたる理由なく暴力行為に及ぶという特徴があった。このように過剰なテストステロンは衝動的な怒りやそれによる常

軌を逸した行動と関連しているようである。他方、テストステロンが低めの女性は、あからさまな競争心を表出しにくいという調査結果である[129]。以上のことから、女性における攻撃的性格を規定しているのは、主にテストステロンということになる。

男性のテストステロンは、女性のレベルをはるかに凌駕し、男性らしさと関係していると考えられる。テストステロンを筋肉増強の目的で、あるいは生まれつきテストステロンが低い男性に補充する目的で投与しても、攻撃性が増すことが知られている。また男性の犯罪者では、女性と同様に過量のテストステロンが関係している場合がある。過量なテストステロンは、精神的に不安定な状態になりやすく、反社会的な行為に走りやすいといえる[130]。

一方、適量のテストステロンは攻撃性と関係あるとはいえ、自然界、あるいは社会生活を営むうえで、自身や家族の安全を確保するために欠かせないものである。すなわち、テストステロンは危険な状況に遭遇したときに、攻撃的で果敢な行動を惹起し、その結果、危険を回避できるようにするホルモンといえる。すでに触れたことだが、テストステロンは脳でエストロゲンに転換されることによって、攻撃性を高めるように作用するのではないかと考えられている。つまり、男性特有の勇猛果敢な性格も、直接的にはエストロゲンの作用によるものと推定できる。

では、エストロゲンがより多量にある女性では、なぜ男性よりも攻撃性が低いのだろうか。

マウスの脳の観察では、テストステロンをエストロゲンに転換する酵素量はオスのほうがはるかに豊富であるという[131]。そのためテストステロンが多量にある男性のほうが、女性よりもエストロゲンが作用しやすくなっていると考えられる。

職業を左右する女性のテストステロン!?

テストステロンが高めの女性は競合性、自立性、意志強固などの性格傾向を有することを述べた。これらの性格は社会に進出するには適しているように思われる。これと関連して、サウジアラビアの女性を対象として唾液中のテストステロン濃度を測定し、それと女性の社会的立場との関連を検討した研究がある[132]。

それによると、テストステロン値が高いほど大学教員、銀行員、医師、

技術者などの専門職についている割合が高いという結果であった。一方、テストステロンが低めの女性は、自身の性格を温和で優しく、しかも、感性が豊かで感受性が高いなどと述べている。もちろん、この調査で、テストステロンが高め、あるいは低めというのは正常の女性にみられる変動であり、いずれも病的なものではない。この結果から、テストステロンが高めの女性も低めの女性も、自身の適性を考えて自律的に各自の人生や職業を選択しているといえる。社会の構成員として、どちらも欠かせない存在であり、優劣をつけるものではないことは論をまたない。

コラム　利き腕と関わる胎児期の脳へのエストロゲン

　左利きの人は、男女とも10％前後である。さまざまな調査結果では若干男性のほうが左利きの割合が多い。なぜ右利きと左利きがあり、何がそれを決定しているかに関しては不明な点が多い。おそらく、遺伝的な要因と環境因子が関係しているのだろう。また、兵士が戦う際に左利きだと楯を右手で持つために心臓を守りにくくなるので右利きが生存に有利となり、その結果右利きが多くなったなどという説もある。

　最近の研究によると、胎内の性ステロイドホルモンの環境が利き腕と関係しているようだ。母親が妊娠中に強力な合成エストロゲン製剤であるジエチルスチルベストロール（DES）を服用していた女児では17.5％が左利きであり、通常の2倍近くになる[133]。この場合、妊娠9週未満にホルモン製剤を投与されることが左利きを誘導するようだ。また、左利きの赤ちゃんは臍帯血のテストステロン値が低いという報告がある[134]。

　このように、エストロゲンとテストステロンとの比率が女性の利き腕と関係するといわれている。具体的には、女性においてエストロゲンが優位だと左利きに、テストステロンの作用が若干高まると右利きに傾くようだ。

　さらに、この仮説を裏付けるデータとして双子の調査結果がある[135]。胎児期には、男児ではテストステロンが作られ、女児ではエストロゲンのみが存在する。男女の双子では、女児と男児が同時期に子宮内で発育するため、女児は男児が作るテストステロンに曝露される可能性がある。一方、女児同士の双子ではそのようなことはない。そこで、男女の双子と女児同士の双子の利き腕を調べたところ、男女の双子の女児では、左利きは5.3％であるのに対し、女児同士の双子では8.6％と明らかに多かった。

　右利きの女性は左利きの女性と比べ、血中のテストステロン値が高いという報告がある。胎児期に、エストロゲン優位かテストステロン優位かにより、脳の構造が影響されることから、胎児期の性ステロイドが利き腕と関係するということはそれほど不思議なことではない。

　なお、生後の性ステロイドホルモンと利き腕に関しては、右利きの女性は左利きの女性と比べ、血中のテストステロン値が高いという報告があるが、必ずしも一致した結果は得られていない。

また、テストステロン値には人種差があることを指摘しておきたい。さらに、女性と社会との関わりは伝統、宗教、教育、政治形態などさまざまな要因が関連する。従って、テストステロンと女性の社会との関わりは、国や時代を超えて一般化するには無理がある。

エストロゲンは禁煙を困難にする⁉

　わが国では、男性の喫煙者は減少傾向にあるが、若い女性の喫煙は逆に増えているという報告がある。喫煙は男女とも身体に好ましくない影響を与えるが、特に女性の喫煙者のほうが、肺がん、大腸がん、心疾患などのリスクの増加が大きい。さらに、女性のほうが禁煙の成功率が低く、止めてもまた吸い始めることが多い[136]。

　男性と比べ、女性のほうが常習的な喫煙者になりやすい理由として、エストロゲンが関係しているようだ。推論ではあるが、以下のようなことが言われている。

　エストロゲンは脳内にあるアロマターゼという酵素の作用で脳でも作られている。脳内のエストロゲンは攻撃性を抑え、自制心を高めるといわれている。一方、喫煙により血中ニコチン濃度が上がる。ニコチンは、それ自体好ましくない作用をもたらすが、さらに、アロマターゼ活性を低下させる。女性のほうがニコチンに対する感受性が高く、しかも、エストロゲンはニコチンの作用を強めるといわれており、脳内のアロマターゼの活性が男性よりも低下する。そのため、女性の喫煙者では男性喫煙者と比べ、脳内のエストロゲン低下の程度が大きい。すると、喫煙に対する自制心も薄れ、禁煙に失敗しやすくなるということである[137]。

　女性の喫煙と月経周期も関係しているようだ。排卵後の黄体期や月経のときに、タバコを吸いたくなる傾向がみられる。これは、月経前や月経時のイライラや気分の落ち込みを喫煙で和らげたいという思いもあるだろう。

　一方、禁煙を試みた場合、排卵後の黄体ホルモンが分泌されている時期に禁煙を開始すると、エストロゲン優位な状態である排卵前よりは、成功率が高いという調査がある[138]。黄体ホルモンは一般に、エストロゲンの作用を打ち消すように作用するので、それが禁煙の成功率の高さと関係しているのかもしれない。しかし、月経周期と禁煙の成否との関係は、いまだ結論は得られていない。

薬物乱用に陥りやすくするエストロゲン

　近年、アメリカでは女性の間で覚醒剤の一種であるコカイン乱用が、社会的に問題となってきた。コカイン依存性の頻度は、男性のほうが高いが、女性のほうは短期間で薬物依存状態に陥りやすい。しかも、薬物によるさまざまな精神疾患を合併しやすい。さらに、一般に薬物離脱の治療が困難であるのが女性のほうである[139]。

　女性のコカインの常習性や、離脱にエストロゲンが関係しているという研究が多数ある。例えば、女性がコカインやアンフェタミンなどの覚醒剤を使用した場合、エストロゲンが高値となっている排卵前に、多幸感や高揚感が特に強くなる[140]。ラットを用いた研究でも、メスのほうがオスよりもコカインに対する常習性を獲得しやすいといわれている。一方、去勢した雌ラットでは、コカインへの嗜好は弱まるが、エストロゲンを投与すると、再度コカインを強く求めるようになる。

　このようなエストロゲンの作用は、黄体ホルモンによって抑えられるといわれる[139]。しかし、男性ではコカインへの嗜好に性ホルモンが関係しているかは不明である。

8章 エストロゲンと疾患の関わり

エストロゲンは病原菌を追いやる

生殖器から病原菌の侵入を防ぐエストロゲン

　生殖に際しては、精子を体内に取り込む必要がある。そのため、女性の性器は腟、子宮の内腔、卵管の内腔を通じて体外と骨盤内が交通している。従って、精子とともに多くの病原菌も腟内に入り込んでしまう。つまり、女性の身体は受精を容易にするという代償として病原菌が体内に侵入するというジレンマをかかえている。

　これを克服する仕組みとして、精子を優先的に子宮内へ進入させ、腟を越えて子宮内へ移行する病原菌を防ぐメカニズムがある。これにはエストロゲンが関係している。

　腟内は外界と直接接しているため、解剖学的には体外からさまざまな雑菌が侵入しえる空間となっている。そこで、生殖を可能にする代償としての解剖学的な弱点をカバーしているのがエストロゲンである。エストロゲンが豊富に存在するときに、腟内にはデーデルラインという桿菌（細長い形態の細菌）が多数生息している。この菌は、病原性がなく腟内にのみに留まっていて、もちろん、女性の体になんら害を及ぼすことはない。

　エストロゲンの作用により、腟の上皮細胞はグリコーゲンを蓄えている。デーデルライン桿菌は、腟壁から剥脱した細胞に含まれるグリコーゲンを栄養源として繁殖することができる。デーデルライン桿菌によりグリコーゲンは分解され乳酸ができる。乳酸は酸性であり、そのため腟内はpH4〜5の酸性に保たれている。デーデルライン桿菌を除く多くの細菌は、酸性環境では繁殖できず、そのため腟や子宮の感染が防がれている（図27）。腟の自浄作用つまり、デーデルライン桿菌は有害な細菌の侵入に対するバリアーとして働いており、女性と共存関係にある。

　閉経後にはエストロゲンが低下し、デーデルライン桿菌がいなくなる。すると、腟内に雑菌が繁殖しやすくなる。その結果、黄褐色のおりものが増え、かゆみなどの不快感を訴えるのが、老人性腟炎とよばれているものである。

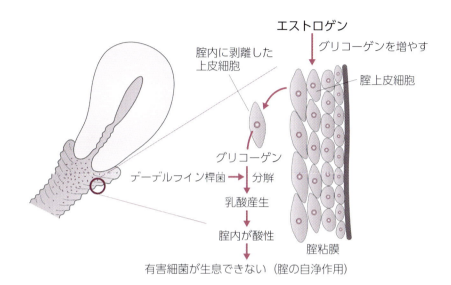

図27 エストロゲンによる腟の自浄作用

外部の有害因子から守るエストロゲン

　気道、消化管、生殖器などの内面は粘膜という組織で覆われていて、粘膜がある部位は解剖学的に外部と直接つながっている。そのため、自己以外の異物、すなわち、細菌やウイルスなどの病原菌などの侵入門戸でもある。これらの部位では、どこかの粘膜で異物が侵入すると、全身の免疫ネットワークが作動し、全身の粘膜で異物の侵入を妨げるような監視体制が迅速にとられる。腟粘膜には、さらに特殊な防御機構があり、そのシステムが稼働するためには、エストロゲンや黄体ホルモンが必要である[141]。精子が侵入する時期は排卵時である。排卵時まではエストロゲンが分泌され、排卵以降は、さらに黄体ホルモンがエストロゲンとともに分泌される。

　排卵に引き続いて妊娠に至ると、高濃度で存在するエストロゲンと黄体ホルモンは協調して母体の感染防御に重要な役割を演じている。われわれ

の身体は病原菌が侵入すると、直ちにそれを攻撃しようとするしくみが備わっている。これを自然免疫という。妊娠しているハムスターでは自然免疫能が高まっていることが確認されており、それにはエストロゲンが関係している。ヒトでも妊娠中には感染を防ぐ機序が働いていると思われる。しかし、妊娠に伴う身体の変化、あるいは妊娠の負荷などのために、非妊娠時より感染にかかりやすい状況も生じるので、妊婦は感染のリスクが減るということではない。いずれにせよ母体を病原菌の攻撃から守るということは、胎児を守ることでもあり、生殖の成功には欠かせない要件となる。エストロゲンは外部の有害因子から女性を守っている。

● 細菌感染

エストロゲンは、生殖器と無関係な感染症にも影響を与えている。例えば、閉経後の女性は膀胱炎などの尿路感染にかかりやすくなる。エストロゲンの欠乏が尿路感染のリスクを高め、エストロゲンを補充するとリスクは軽減する。

さまざまな研究の結果、女性は結核、肺炎、敗血症（血液中で細菌が増殖している状態）などの重症感染症の罹患率が男性より低いことが示されている[142]。例えば、女性が敗血症にかかっても、その経過は一般に男性より良好である。男女差が最も顕著にみられるのは20〜30代であり、つまり、エストロゲン分泌が良好な時期に、女性の敗血症の罹患率が低く、しかも重症化しにくい。敗血症以外の細菌感染症に関しても同様で、一般に生殖年齢にある女性は罹患率が低い。ただし、子供ではその性差は明らかにされていない[143]。

● マラリア感染

マラリア感染は減少したとはいえ、アフリカでは依然として猛威を奮るっている。WHOの報告では、2010年度のマラリアによる死者は65万人を超えている。そして、マラリアの原因となる病原菌に代表される原生動物の感染には、性差があるといわれている。小児はマラリアに罹りやすいが、15歳以上だと男性の罹患率は2倍近くになる。別の調査では、罹患率に性差はないが、感染した場合に女性のほうが重症化しにくいといわれている。しかもその差は、思春期以降の男女で顕在化することから、エストロゲンが関連していると考えられている[144]。

マウスでもヒトと同様な傾向が観察されている。メスのマウスを用いた実験で、去勢するとマラリアが重症化しやすくなり、エストロゲンを補う

と重症化を免れる。エストロゲンは免疫能を高めることにより、このような効果をもたらす[145]。

● 寄生虫感染

多くの寄生虫感染は、ヒトや各動物と同様に男性（オス）の罹患率が女性（メス）よりも高い。しかも、感染しても女性（メス）のほうが重症化しない傾向がある。その理由としては、男性（オス）のほうは社会行動が活発で広範に及ぶこと、食物の種類に性差があること、などにより感染のリスクが高まるという解釈もある。だが多くの研究によると、テストステロンは感染のリスクを高め、エストロゲンは感染に対して抑制的に作用しているということで、寄生虫感染の性差を説明している。

その根拠となる研究を紹介すると、オスのラットを去勢し、テストステロンを欠落させると、感染に対する抵抗性が増す。このことから、テストステロンは寄生虫に対する抵抗力を減じるように働いている。一方、メスのラットは去勢によりエストロゲンが減ると感染しやすくなる。去勢したメスラットにテストステロンを投与すると、さらに感染しやすくなる。逆に、エストロゲンを投与すると、去勢前の感染しにくい状態となる[146]。現在多くの研究者が、エストロゲンが寄生虫に対する免疫力を高めているという考えを支持している。

● 外傷

重症の外傷の経過にも性差がある。特に、閉経前の女性の経過は男性よりも良好である[142]。動物実験でも、排卵期のエストロゲンの分泌が増加している時期では、外傷後の経過が比較的よい。オスでもエストロゲンを投与すると、メスと同様の経過を示すようになる[147]。これらの事実から、生殖年齢にある女性は、種の維持という特有の役割があり、それゆえ、生命を脅かすような侵襲から守られているのかもしれない。そして、その背景にはエストロゲンの影響があると考えられる。ただし、医療の進歩により感染や外傷の経過は、男女とも著しく改善され、男女差は目立たなくなりつつある。

以上のように、エストロゲンは生殖に直接関連する現象に深く関わる以外に、外部環境中の有害因子の攻撃から女性の身体を守っている。このことは生殖を完遂させる前提条件として、女性が健康体であることを考えると、大変理にかなっており、エストロゲンの深謀に驚嘆の念を禁じ得ない。エストロゲンは一見、生殖とは無関係と思われる身体の仕組みにも関係し

ているようだが、あらゆる手を尽くして、確実に子孫を残すように働いているいると解釈できる。

免疫関連疾患へのエストロゲンの対応

　一般に、エストロゲンは免疫系を活性化させ、逆に、男性ホルモンや黄体ホルモンは抑制的に作用するといわれている。免疫系を賦活するということは、病原菌から身を守ることになり、エストロゲンの良い作用といえる。しかし、ときに過剰な免疫反応は自己の組織に対しても牙をむくことがある。このことは、免疫系の異常が関係している自己免疫疾患が女性に多いことと関係している。

　例えば、甲状腺の機能が低下する慢性甲状腺炎（橋本病）、シェーグレン症候群、全身性エリテマトーデス（SLE）、強皮症などの自己免疫疾患は女性に多い。慢性甲状腺炎は女性のほうが男性より15〜20倍多く、20代後半から閉経前ぐらいまでの女性に多い。全身性エリテマトーデスや強皮症は女性のほうが男性より10倍程度多く、特に生殖年齢にある女性の頻度は高い。

　自己免疫疾患のなかで、エストロゲンの作用を抑えることで改善するものがある。例えば、全身性エリテマトーデスに血小板の減少や溶血を伴う女性に対して、弱い男性ホルモン様作用とエストロゲン分泌を抑制する作用をもつ合成ホルモン製剤であるダナゾールが有効なことがある[148]。なおダナゾールは、子宮内膜症の治療薬である。

　エストロゲンと自己免疫疾患との関連は単純ではない。例をあげると、妊婦は高濃度のエストロゲンに曝されているが、自己免疫疾患が増悪する、あるいは改善することがよくみられる。また慢性甲状腺炎は圧倒的に女性に多いが、エストロゲンがほとんど分泌されないターナー症候群の女性に特に多い。同様に、染色体には異常はないが、若くして卵巣が機能しなくなった女性にも慢性甲状腺炎は多い[149]。これらの事実の解釈は難しいが、ターナー症候群や20〜30代で閉経を迎えた女性ではエストロゲンは極端に低いが、同時に男性ホルモンも低下している。両者のバランスの乱れが慢性甲状腺炎の発症に関係していることも考えられる。

　代表的な自己免疫疾患の1つに関節リウマチがある。全身の関節の痛み、腫れ、こわばりなどが主な症状である。関節リウマチの罹患率は、女性のほうが男性より5倍程度高い。女性では30〜40代での発症が多いが、閉

経後に発症することもある。比較的若くして閉経を迎えた女性は、関節リウマチが発症しやすい。45歳以下の早発閉経は、46歳以降に閉経を経験した女性と比較すると、関節リウマチのリスクが約2倍高まるといわれている。逆に、初経年齢が12歳未満の女性は、それ以降に初経を迎えた女性と比較して、関節リウマチのリスクは低くなる。これらの事実から、卵巣が正常に働いている期間が長いほど、関節リウマチに罹りにくいということになるのだろう[150]。

　関節リウマチ患者を男女とも健康人と比較すると、血中や病巣組織の男性ホルモン濃度が低く、相対的にエストロゲンが高めである。従って、自己免疫疾患のリスクは、免疫系を賦活するエストロゲンとそれを抑制する男性ホルモンとの比率により規定されると考えられている。なお、男性の関節リウマチに対しては、男性ホルモンが有効だとする報告がある[151]。これまで述べてきた自己免疫疾患以外にも免疫系が関連すると考えられているさまざまな疾患、例えば気管支喘息、ベーチェット病、アトピー性皮膚炎などもエストロゲン分泌の変動が関連しているようだ。これらの病気は、エストロゲンが低下する月経期に増悪する傾向がある。

　エストロゲンによる免疫系の活性化が度を過ぎると、不利に働くことが感染症でもみられる。例えば、インフルエンザAウイルスに罹ると、女性、特に若い女性や妊婦は男性と比べ重症化しやすいといわれている[152]。この原因として、ウイルスが侵入すると、それを排除するための複雑な免疫機構が働く。エストロゲンは一般に免疫系を賦活する作用があるため、マウスを用いた動物実験では、インフルエンザに感染すると、メスはオスと比べて免疫反応が増強している。免疫反応とは本来はウイルスを排除する意義があるが、過剰な免疫反応は、逆にその個体にとって有害となることがある[153]。

　このことから、女性は男性と比べインフルエンザウイルスを排除する仕組みが劣っているのではなく、過剰な免疫反応により、重症化する傾向があると推量される。

婦人科疾患とエストロゲン

婦人科疾患に関与しているエストロゲン

　思春期以降の女性特有の疾患、いわゆる婦人科疾患の病因、病態にはなんらかの形でエストロゲンが関わっている。代表的な婦人科疾患に子宮筋腫がある。これは子宮に発生する良性腫瘍で、30〜40代の女性の30％前後に存在している非常に高頻度な疾患である。症状は発生部位によりさまざまで、よくみられる症状は月経量が多い、月経が長引く、これらの結果で起こる貧血などである。また、子宮筋腫が発育すると腹部に硬いしこりを触知するようになる。子宮の内腔に突出するような子宮筋腫は不妊の原因ともなり、妊娠しても流産、早産などのリスクが高まる。しかし、妊娠出産は子宮筋腫の発生を抑える働きもしており、出産回数が多くなるほど、子宮筋腫の発生率は低下している。

　子宮筋腫とともに高頻度でみられる婦人科疾患に、子宮内膜症がある。子宮の内腔を覆っている子宮内膜組織が剥がれ、血液とともに体外へ排出されるのが月経である。ところが、子宮内膜とよく似た組織が子宮以外の場所で発生、発育し、月経痛や不妊を惹き起こす病気がある。これが子宮内膜症である。卵巣に発生すると、卵巣内に血液がたまり、卵巣が腫れてくる。これはチョコレート嚢胞といわれている（図28）。子宮内膜症は約10人に1人にみられ、子宮筋腫とともに子供を産まない女性によく発生する、妊娠しないこと、あるいは、初経年齢が低下するといったことがリスク因子となる。

　まさに、これは現代女性に当てはまる疾患であり、このことが両疾患が"現代病"ともいわれるゆえんである。また、両疾患とも思春期前には発生せず、閉経以後は自然に退縮する。つまり、エストロゲンが発生、発育に関与しており、エストロゲン依存性疾患といわれている。しかし、エストロゲン濃度が正常よりも高いということではない。

　エストロゲンは生殖に密接に関わるホルモンであるが、妊娠に結びつかない月経を長く経験すると、子宮筋腫や子宮内膜症が発生し、その結果生殖力が低下するということになる。女性にとって生殖効率を高めるための精妙な生殖系の仕組みは、出産を経験しないと生殖器系の病気のリスクを高め女性を悩ますことになる。女性の身体は好むと好まざるにかかわらず、

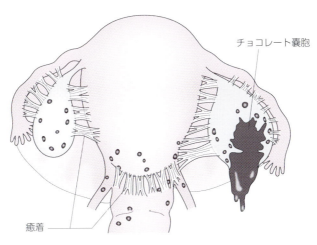

図28　子宮内膜症

しかるべき年齢で子供を産むことを前提としているような仕組みになっている。そのため女性は、男性に比べて健康上の利点を与えられているが、妊娠・出産を遅延させると女性特有の生殖器の疾患に悩まされるという、代価を甘受しなければならないのである。

子宮体がんに関与しているエストロゲン

　エストロゲンの分泌調節系の異常、あるいはある種の薬剤、例えば抗精神病薬などの服用により、卵巣機能が乱されると子宮体がんが発生しやすくなる。子宮体がんとは、受精した卵が着床する場である子宮内膜という組織から出るがんである（図29）。

　順調に月経をみる女性では、月経時に薄くなった子宮内膜が月経が終了するころから再度増殖しはじめ、その結果、子宮内膜が厚くなる。排卵後には、卵巣からエストロゲンに加え黄体ホルモンも分泌される。黄体ホルモンは子宮内膜細胞の増殖を抑え、妊娠が可能となるような準備状態を作り出す。妊娠が成立しないと、排卵後約2週間でエストロゲン、黄体ホルモンともに分泌が低下し、その結果、子宮内膜が剥脱する。これが血液とともに排出されるのが月経である。

　もし、排卵が起こらないと黄体ホルモンは分泌されず、エストロゲンの

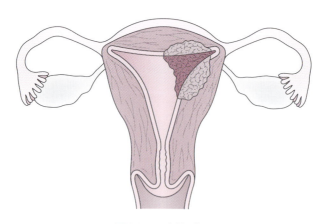

図29　子宮体がん

みがだらだらと分泌される。たとえ少量であっても、半年以上エストロゲンが持続的に分泌された状態が続くと、子宮内膜細胞は増殖し病的に肥厚する。この状態を子宮内膜増殖症という。さらに、無排卵の状態が持続すると、子宮内膜増殖症の一部は子宮体がんへと進行する。このような場合には、定期的に（1〜2カ月に1度）黄体ホルモン製剤（プロゲストーゲン）により人工的に月経を誘発すると、子宮体がんリスクを軽減できる。

ホルモン補充療法と子宮体がん

　卵巣機能が低下したことで、エストロゲンが不足している女性にエストロゲンを補充する場合がある。長期間エストロゲン製剤のみを補充すると、子宮内膜が増殖した状態となる。それを防止するためには、エストロゲン製剤とともに黄体ホルモン製剤を併用する。

　具体的な投与方法として、例えば、エストロゲンを20〜24日間投与し、後半の12日間程度は黄体ホルモン製剤を同時に投与し、その後7日間休薬する。この間に月経様出血がある。月経様の出血を希望しない女性に対しては、両剤を継続的に併用投与することなどが行われている。この方法で、子宮内膜が慢性的に肥厚した状態となることを回避できる。当然のことではあるが、子宮を摘出した女性では子宮体がんの心配はなく、エストロゲン製剤のみを投与する。黄体ホルモン製剤は、もっぱら子宮体がんの予防の目的で投与されるものである。しかし黄体ホルモン製剤はエストロゲンの効用を一部減殺することになるが、子宮がある女性に対しては、黄体ホルモン製剤を併用投与せざるをえない。

乳がんに関与しているエストロゲン

　エストロゲンは、乳腺の発育を促す代表的なホルモンであり、乳がんの発生に密接に関係する。初経年齢が早いことや、閉経年齢が遅いことは乳がんのリスク因子となる。また、体質的に乳がんにかかりやすい女性が、婦人科疾患により両側の卵巣を切除すると、乳がんのリスクが低下する。さらに、閉経を迎えた女性に対してエストロゲンの作用を打ち消すような薬剤を服用すると、乳がんのリスクが低下する。

　閉経後の女性に対して、更年期障害などの症状の軽減の目的で行うホルモン補充療法と、乳がんの発生リスクの関係は単純ではない。

　ホルモン補充療法としては、子宮がある女性にはエストロゲンと黄体ホルモン製剤を併用する。この方法だと、乳がんの発生は20～50％程度増加するという報告がある反面、影響がないとする発表もある[154]。他方、子宮を摘出している女性にエストロゲンを補充する場合には、エストロゲンを単独で投与すればよく、簡単には理解しがたいことではあるが、この場合の乳がんの罹患率は低下している[155]。この説明として、エストロゲンと併用投与される場合の人工合成の黄体ホルモン製剤が乳がんリスクと関係しているためであり、エストロゲン単独の場合では心配はないということである。しかし、黄体ホルモン製剤は多数あり、すべてが乳がんの発生率を高めるものではなく、特に天然の黄体ホルモンは乳がんリスクには影響しないともいわれている[156]。ただし、天然の黄体ホルモン製剤はわが国では一般には使用されていない。

　断っておくが、乳がんの発生頻度は人種、生活様式、体重、分娩・授乳歴などさまざまな要因により影響される。ホルモンとの関係もこれらの因子で異なる可能性がある。さらに、ホルモン剤の経口投与と経皮剤（パッチ剤など）と比較すると、経皮剤では、リスクの増加が消失するという成績もある[157]。さらに、投与期間なども問題となり、エストロゲンと乳がんの関係は単純に述べることはできない。

　エストロゲンと乳がんの関係を論じるうえで、生まれつき卵巣機能が欠落している疾患であるターナー症候群が参考になる。これは染色体異常を有するもので、低身長、第2次性徴の欠如、無月経、不妊などを特徴としている。ターナー症候群では、思春期の年齢に達しても、エストロゲンが分泌されず乳腺の発育が障害される。この女性では、乳がんの発生はまれで、ホルモン補充療法を行っても乳がんのリスクは低いようである。この

ことから、乳腺の発育の良否によっても、乳がんとエストロゲンの関係は異なるのであろう[158]。

胎児期のエストロゲン曝露が乳がんを招く？

　胎児期に過剰のエストロゲンに曝露されると、成人になって乳がんのリスクが増すという説がある。一方、胎児期にエストロゲン優位な環境で育つと、左利きが多くなるということは前に述べた。では、左利きの女性は乳がんにかかりやすいのだろうか。
　閉経後の女性を対象としたアメリカの研究によると、左利きは右利きと比べて1.4倍ほど乳がんになりやすいという結果であった[159]。一方、オランダで行われた調査では、閉経後ではなく、閉経前の左利き女性で右利きと比べ乳がんの罹患率が2倍以上であった[160]。このように、どの時期に乳がんが発生するかに関しては、アメリカとオランダの研究では一致をみなかった。
　オランダの調査は、あらかじめ利き腕によって集団を分け、その後の乳がんの発生をみた、いわゆる前向き調査というものである。この研究グループは、左利き女性では、乳がん以外にも大腸がんや脳血管障害による死亡率も高くなると指摘している。
　統計学的には、信頼性が高い研究とみなされているが、すべて胎内のホルモン環境のみで説明できるかは疑問である。また、男性ではどうかということはわからない。一般に、肥満は乳がんのリスクといわれているが、左利きの女性は肥満が多いということはなかった。

女性に多い疾患とエストロゲン

エストロゲンの変化と片頭痛

　片頭痛とは、発作性に起こる脈拍に一致した頭痛で、悪心、嘔吐などを伴うこともある。頭痛は左右いずれかのことが多く、光や音に対しても過敏となることがある。また、発作の前に目がチカチカすることや、視野異常などの前徴がみられることもある。
　片頭痛は若い女性によく起こり、男性の2～3倍の頻度といわれ、約8人に1人の女性が経験するといわれている。興味あることに、初経前の女性では片頭痛はあまりみられない[161]。そのため、思春期前では男女差はない。つまり、片頭痛で悩む女性の多くは初経以降に症状が出現する。しかも約半数は月経に関連して起こることから、エストロゲンとの関連が指

摘されている。

　月経時にはエストロゲン分泌が最低となる。月経時ほどではないが、排卵に一致して片頭痛がみられることがある。排卵前にはエストロゲン分泌がピークとなり、排卵直前には一時的ではあるが急峻に下降する。つまり、月経時と同様にエストロゲン値の急激な低下があるという点で共通性がある。

　さらに以下のことも、片頭痛とエストロゲンとの関連を示すものである。

　月経時に片頭痛を経験する女性に、月経開始前にエストロゲンを投与し、エストロゲンの血中濃度を維持することで、片頭痛の発現を遅延させることができる。また、妊娠中は終始エストロゲンは高値となるため、片頭痛が改善・消失することが多い。月経時に片頭痛を経験している女性が妊娠すると、90％が妊娠時には軽快する[162]。分娩後にはエストロゲンの産生源である胎盤が排出され、エストロゲンは急激に低下する。妊娠中におさまっていた片頭痛が、産後1ヵ月以内に再発することが多い。さらに、エストロゲンが漸減する更年期にある女性では、片頭痛が悪化するという報告もある。特に医学的な理由で、両側の卵巣を摘除したことにより閉経を迎える女性では、片頭痛の頻度が高いことが知られている[163]。

　次に、経口避妊薬と片頭痛の関係についてみてみる。

　経口避妊薬は、エストロゲンと黄体ホルモン製剤の合剤である。経口避妊薬服用中には卵巣機能は抑制されているが、合成エストロゲン製剤を摂取しているために、自然な状態よりも高いエストロゲンにさらされている。これまでエストロゲンの低下が片頭痛の誘因であると述べたが、その逆に、経口避妊薬の服用を開始すると、片頭痛を訴える女性がいる。経口避妊薬は、通常1週間の休薬期を挿入して周期的に服用するが、休薬期には血中エストロゲン値は低下する。避妊薬を使用している女性における片頭痛は、休薬期、つまりエストロゲン作用が急に低下する時期に比較的多い。

　一方、経口避妊薬服用によりエストロゲン作用が高まっても、片頭痛がみられることがあり、飲み続けていると次第に軽くなる。また、更年期に一致して悪化した片頭痛は、閉経後徐々に軽快する。このような事実から、エストロゲンのレベルの高低にかかわらず、一定のレベルで安定していると、身体はその状態に慣れてしまい、片頭痛は改善するようだ。

　また、エストロゲンの投与方法によっても症状の程度が異なる。現在皮膚に貼るエストロゲン製剤があるが、経口剤よりもエストロゲン濃度の変

化が少ないためか、片頭痛が起こりにくいという説もある[164]。

では、エストロゲンがなぜ片頭痛と関係するかに関しては、今のところよくわかっていない。脳の機能を調節するセロトニン、ドパミン、エンドルフィンなどのさまざまな活性物質の作用がエストロゲンにより影響を受ける。これらの活性物質のバランスの乱れが、頭痛を引き起こしているのではないかといわれている。

> **コラム　片頭痛の一部は、将来重大な心血管系の病気につながる**
>
> 片頭痛は大変悩ましいものではあるが、それ自体重篤なものではない。しかし、最近、片頭痛を起こしやすい女性は、後に脳梗塞、脳内出血、心筋梗塞などの血管が関係する重大な疾患にかかりやすいという報告がある[165]。片頭痛のなかで、特に目がチカチカする、視野の異常などの前徴を伴うものが、将来脳卒中や心臓病の危険が高いといわれている。若いころに、エストロゲンの変化により引き起こされる片頭痛が、なぜ中高年になって、重篤な心臓や脳の血管病変のリスクと関連するかということは謎である。なお、男性のほうが重篤な疾患の頻度は高いが、女性と異なり片頭痛との関連は低い。

エストロゲンの変化と喘息

気管支喘息は子供では男児に多く、思春期以降は女性の方が数倍頻度が高くなり、閉経を過ぎると男女差は縮少する[166]。このことから喘息の発症にはエストロゲンが関係していると考えられる。女性の喘息患者の30〜40％は月経に関連して増悪し、入院を要する重症の喘息の約半数は月経周辺期といわれている。激しい喘息発作はきわめて重篤な状態となり、ときに致死的な事態になる。生命予後に関わるような発作の1/4は、月経の初日にみられるという調査結果がある[167]。正常な月経周期が28日であることを考えると、月経初日に極端に集中しているといえる。喘息で悩む女性は、特に月経の前には喘息発作に対応できるように準備しておく必要がある。

女性のエストロゲン環境は妊娠によって大きく変化する。妊娠により喘息の治療薬の減量が可能となる場合もある。さらに、経口避妊薬の服用により喘息が改善することが多い。しかし、一部の女性ではむしろ悪化することもある。このような事実から女性にみられる喘息は、エストロゲンや

黄体ホルモンとの関係が深いと考えられる。

　実際に月経のたびごとに重い喘息発作を起こす女性に対し、月経に先行してエストロゲンを投与し、月経時の急激なエストロゲンの低下を防ぐと、喘息の症状は軽くなり呼吸機能も改善したという報告がある[168]。これとは逆に、卵巣の働きを薬で一時的に抑え、エストロゲン濃度を著しく低下させると月経がなくなる。すると当然ではあるが、月経に一致した激しい喘息発作が改善したという事例がある[169]。この薬はゴナドトロピン放出刺激ホルモン作動薬（GnRHアゴニスト）というものである。この薬剤は下垂体から出て、卵巣機能を刺激するホルモンであるゴナドトロピンの分泌を抑制する。この結果、卵巣機能は抑制される。

　以上のような事実から、喘息発作とエストロゲンとの関係は、単にエストロゲンが増える、あるいは減るというよりは、その変動が関連していると思われる。

エストロゲンの変化と胆石

　胆汁は、肝臓で作られて胆嚢や胆管に出され、脂肪の消化機能などを高める作用がある。胆石とは、胆汁中に含まれるビリルビンカルシウム、炭酸カルシウム、コレステロールなどが石のように固まり（結石）、胆嚢内や胆管内に留まっている状態である。最近は、コレステロール結石が多くみられる。

　30〜40代の年齢層では胆石は男性よりも女性に多い。その理由として、エストロゲンには血中にあるコレステロールを肝臓で胆汁中に移行させる作用があるからである。エストロゲンに加え、黄体ホルモンも胆嚢の収縮を抑えることで胆汁の排出を遅らせ、胆石の発生に関係するといわれている。妊娠中は、エストロゲンと黄体ホルモンともに分泌が亢進しており、胆石ができやすい状態にある。妊娠回数とともに、胆石の発生率も増加する。

　経口避妊薬はエストロゲンを含んでおり、以前から胆石のリスクを高めるのではないかという指摘があった。しかしながら、現在使用されているものはエストロゲン含量が低い低用量ピルとよばれているもので、胆石の発生率にはほとんど影響しない。むしろ、肥満、脂肪の多い食事、メタボリックシンドロームなどが明らかな危険因子となっている。閉経後の女性にエストロゲンを投与すると、わずかではあるが胆石のリスクが高まる。

ただし、エストロゲンの貼付薬は、経口剤と比較すると肝臓への影響は少なく、そのため、胆石のリスクを減じることになる。

エストロゲンの変化と腸の運動異常

女性の排便の状態は月経と関連する。具体的には、一般に便は月経時に軟らかくなり、しかも回数が増える傾向がある。逆に、排卵してから月経までの間、すなわち、黄体期では黄体ホルモンの分泌が高まり、その影響で便は硬めとなる[170]。妊娠は、いわば黄体期が延長した状態ともいえるものであり、妊婦はしばしば便秘を訴える。

下痢と便秘を繰り返し、腹痛を伴う疾患に過敏性腸症候群がある。腸には潰瘍、腫瘍、炎症などの病変がみつからない。比較的若い女性によくみられ、月経時に増悪することがある[171]。女性の腸の運動や粘液分泌機能は、エストロゲンや黄体ホルモンにより影響を受ける。過敏性腸症候群では、これらのホルモンに対する感受性が異常に亢進している状態と考えら、さらに、ストレスの影響も加わっている。

過敏性腸症候群以外に、クローン病や潰瘍性大腸炎という腸の炎症性疾患がある。これらの疾患に伴う腹痛や下痢も、月経周期と関連がある。クローン病は過敏性腸症候群と同様に月経時に増悪する[172]。

生活習慣と女性のがん

女性の肥満はエストロゲンが増え、がんのリスクが高まる

アメリカでは全国民の30％以上が肥満であり、肥満は"現代病"ともいえる。肥満女性では卵巣機能が乱れ、規則的な排卵は起こりにくくなる。その結果、正常な月経周期でみられるような、"めりはり"のあるエストロゲンの変動は消失する。

なぜ、肥満では卵巣機能が障害されるのだろうか。

正常な女性でも脂肪組織でもわずかではあるが、エストロゲンが作られる。しかし、肥満女性では豊富な脂肪組織から相当量のエストロゲンが産生され、そのため、正常月経周期にみられる卵巣から出るエストロゲンの特徴的な血中濃度の変動がかく乱される。一方、性中枢（視床下部—下垂体系）は、血中のエストロゲン濃度に応じて精緻に卵巣機能を調節し、そ

の結果、卵巣は正常に機能することになる。もし、月経周期によりエストロゲン濃度の変動が乱れると、性中枢は卵巣に正しいシグナルを送れなくなり、卵巣機能は障害される。その結果、子宮体がんのリスクが高まることはすでに述べた。また肥満女性では、インスリンの作用が低下しており、そのため、身体は懸命にインスリンを合成し、血中のインスリン値が高値となる。インスリン値の上昇も卵巣機能の失調の原因のひとつとなる。インスリンは子宮内膜の増殖を促す作用がある。このため、肥満女性ではエストロゲンの分泌異常に加え、インスリンの過剰分泌も子宮体がんのリスクをさらに高めている。なお、肥満はなくとも2型糖尿病でも卵巣機能は乱される。2型糖尿病では、インスリンはある程度分泌されており、肥満女性と似たようなホルモン環境となる。そのため、子宮体がんになりやすくなる。

肥満女性では、閉経しても卵巣由来の男性ホルモンを基にして脂肪組織でエストロゲンが作られるため、子宮体がんや乳がんのリスクが高まる。一方、肥満男性では、若干大腸がんのリスクが高まるという報告はあるが、女性ほど明らかではない。このように、肥満による発がんリスクは男女で異なる。

肥満にはしばしば高コレステロール血症を伴う。コレステロールも乳がんのリスクを高める可能性があるという研究結果がある[173]。この研究は、コレステロールの分解物がエストロゲン受容体と結合してエストロゲンのように振る舞い、乳がんリスクを高めているという仮説を提出している。

運動はエストロゲンを下げ、乳がんが減る

運動は、乳がんの予防につながることが知られている。いくつかの報告を総合すると、運動をほとんどしない女性と比べ、運動をする女性では乳がんの発生は約25％減少する[174]。この場合の運動とは、日々の家事、庭仕事程度でも効果がある。運動は、乳がんと同様に、エストロゲンが関係する子宮体がんの予防効果がある。

月経のある女性では、激しい運動をすると周期が乱れたり月経が消失したりする。この場合にエストロゲン値が低下するのは理解できる。ところが、乳がんのリスクが高い女性は、月経が乱れない程度の運動でも乳がんの予防効果がある。あまり過度な運動でなくても、エストロゲンや黄体ホルモンの値が約20％低下する[175]。このことが乳がんのリスクを低下させ

ているのだろう。なお、運動とエストロゲンに関しては、エストロゲンの代謝物が変化することで、乳がんを予防するという報告もある[176]。

閉経前のみならず、卵巣機能が著しく低下している閉経後の女性でも、運動により一般に血中のエストロゲン値は低下し、そのことが乳がんの予防につながると考えられる[177]。運動のほかに、カロリー摂取の制限もエストロゲン分泌を減らすが、運動とカロリー摂取制限を同時に行うと、エストロゲンはさらに低下する。運動はエストロゲン分泌への影響以外に、インスリンに対する感受性を高めることや、脂肪組織を減らすことなどを介して、乳がんの予防効果を発揮するようだ。

精神・神経疾患とエストロゲン

女性のうつとエストロゲン

女性は男性と比較して、ストレスが関連する不安やうつ状態になりやすく、うつ病のリスクはおよそ男性の2倍である。また、うつ病の生涯罹患率は明らかに女性のほうが高い。特に生殖年齢にある女性でうつ病が多く、思春期前の男女では発症に差がない。月経の前、産後、閉経期などは、エストロゲンが低下しつつある時期となり、うつを発症しやすい。特に女性の自殺企図は、月経期に多いことが知られている。またラットでも不安と関係する行動や脳の神経活動は、エストロゲンの変動と関連している[178]。

婦人科疾患の治療の目的で、一時的にエストロゲン分泌を抑制する薬剤がある。この薬剤により一過性のうつとなるが、投与中止により改善することがよく知られている。これらの事実から、女性におけるうつには、エストロゲンがなんらかの関わりをもっていると考えられている。

閉経の前後にみられるうつ状態は、広い意味で更年期症状ととらえてもよい。更年期症状にはさまざまあり、のぼせ、不眠、腰痛などの結果として2次的にうつ状態となることもある。逆に、閉経期のうつはエストロゲンの低下が背景にあることから、同時にのぼせ、発汗などのいわゆる更年期症状を伴っていることが多い。月経周期の後半の3～10日間にイライラ、憂うつ、不安、易怒性などで悩む月経前症候群や、分娩後のうつなどを経験している女性は、閉経期にうつ状態を訴えることが多い。体質的に、エストロゲンの変動に対する感受性が強いのであろう。

うつ状態にある女性にエストロゲン単独、あるいは抗うつ薬と併用して投与するとうつの改善がみられるという報告がある[179]。それによると、エストロゲンが変動しつつ低下している時期、すなわち、閉経期のうつに有効なことが多い。逆に、この時期のうつに対しては、エストロゲンが十分に分泌されている状態、すなわち月経がある時期に比べ、抗うつ薬の単独投与の効果はあまり高くない[180]。一方、閉経後何年も経過して、エストロゲンが持続的に低下している状態でのうつは、エストロゲンの投与はあまり有効ではない。

エストロゲンには抗不安作用がある？

エストロゲンには、不安を和らげる作用（抗不安作用）があり、そのため、エストロゲンが低下するとうつ状態になりやすくなるものと考えられる。エストロゲンには、受容体が2種類知られており（αとβ）、エストロゲンが受容体βに作用すると、抗不安作用を発揮するようだ。そのため、エストロゲン受容体βが欠損しているメスマウスは、不安行動を示す。

また、強いストレスはしばしばうつ病の誘因となる。ストレスにより副腎皮質由来のホルモンであるコルチゾールが過剰に分泌される。コルチゾールは、ストレスに適応するためのホルモンではあるが、一方では不安感を高める。エストロゲンには、コルチゾールによる不安感をある程度抑える作用があることが動物実験で確認されている[181]。

アルツハイマー病とエストロゲン

認知症とは、後天的に認知機能が低下して、日常生活や社会生活に支障をきたすようになった状態である。特に、高齢化社会を迎え増加の一途にある。わが国では65歳以上の約1割が認知症であり、平成25年現在300万人を超えている。

認知症の原因はさまざまであるが、アルツハイマー病によるものは40～60％を占める。アメリカでの統計では、65歳以上の女性の約6人に1人がアルツハイマー病で、男性は11人に1人程度である。高齢化社会を迎えて、増加の一途にあるアルツハイマー病にどのように対処するかは、医療や介護において重要な課題となっている。

これまでの多くの研究がアルツハイマー病とエストロゲンとの関連を示唆している。アルツハイマー病は50歳までは発症率に男女差はないが、

女性の場合、閉経を迎える50歳以降に急に多くなる。一方、男性ではこの傾向はみられず、50歳を過ぎるころからは、むしろ、エストロゲン濃度は高くなる。女性のアルツハイマー病の罹患率が男性の約2倍なのは、おそらく、女性が男性よりも早期にエストロゲン分泌が低下することも関係しているのだろう。さらに、閉経後のアルツハイマー病の女性では、正常な女性に比べて、血中のエストロゲン濃度が低下しているという結果がある[182]。

男性のテストステロンは、年齢とともに徐々に低下する。加齢によるテストステロンの低下はアルツハイマー病の発症のリスクにつながるという説もある。男性のテストステロンが低下するということは、テストステロンから転換されるエストロゲンも低下する。男性もエストロゲンの低下がアルツハイマー病の病態に関連しているのかもしれない。

女性はエストロゲンの低下とともに、骨のミネラル含量（骨塩量）が減少し、骨は脆弱化する。閉経後で、軽度の認知症やアルツハイマー病などをもつ女性の骨塩量を調べてみると、同年齢で認知機能が保たれている女性よりも骨塩量が低く、アルツハイマー病の女性の骨塩量は、特に低かったという報告がある[183]。つまり、エストロゲンの低下が一方では骨塩量を減らし、他方では認知機能の低下をもたらしている可能性がある。

現在のところ、アルツハイマー病の女性に対し、エストロゲンが有効なのかということに関しては、肯定的なものと効果がないという報告がある。しかしながら、最近の研究の積み重ねによって、エストロゲン投与のタイミングが重要であるという結論に傾いているようだ。すなわち、閉経後5年以内にエストロゲンの補充を10年以上行うと、アルツハイマー病のリスクは30〜40％低下することが認められた[184]。これとは別に、あまり進行していない閉経後のアルツハイマー病の女性に対して、卵巣が作る自然のエストロゲンであるエストラジオールの貼付薬を用いると、症状の改善がみられたという報告がされている。しかも、エストロゲンの血中濃度と改善度とは相関している[185]。この研究は、女性の体内に存在する最も強力なエストロゲンを使用したという点でユニークであるが、長期的な効果に関しては、今後の検討が待たれる。

以上のような研究結果から、エストロゲンはアルツハイマー病の治療薬としての効果はあまり期待できないが、予防または進行を遅らせるということに関してはある程度期待がもてそうだ。ここで注意しておきたいこと

として、閉経後10年以上経過し、高血圧や高コレステロール血症などがあり、動脈硬化が進行している女性にエストロゲンを投与すると、むしろ脳卒中などを助長するおそれがあり、2次的に認知症を増やすこともありうる。60歳を過ぎてからアルツハイマー予防目的で、ホルモン補充療法を新たに開始することは勧められない。

エストロゲンの低下は脳にいかなる影響を及ぼすのか

　脳は身体全体のエネルギーの約20％を消費しており、重量当たりにして最もエネルギーを利用する臓器である。アルツハイマー病患者ではその発症に先立って脳内のエネルギーの産生が低下している。

　細胞が利用するエネルギーはミトコンドリアという細胞内にある小器官が産生している。マウスでは加齢による卵巣機能の低下、あるいは去勢などによりエストロゲンが低下するとミトコンドリアの機能が障害され、その結果エネルギー産生効率が低下する。またアルツハイマー病の脳内ではアミロイドβという蛋白質が蓄積しており、これがアルツハイマーの病態と深く関係していると考えられている。マウスを低エストロゲン状態にすると、脳内でのエネルギー産生が低下するとともにアミロイドβも蓄積している。このことから、低エストロゲン状態による脳へのエネルギーの供給不足がアルツハイマー病の誘因となる可能性がある[186]。

統合失調症とエストロゲン

　統合失調症とは、幻覚や妄想が出現し、考えがまとまらなくなる病気である。発症年齢は男性は15〜24歳が多いが、女性は25〜34歳の範囲が多い。なお、女性では40代後半に発症する例もある。このように女性で発症年齢が遅れ、さらに卵巣機能が徐々に低下し始める40代に第2の発症ピークがあることから、エストロゲンとの関連が指摘されている。また、薬物治療への反応性は一般に女性のほうが高いという報告がある。さらに、平均の入院治療期間は女性のほうが短く、長期予後に関しても、女性のほうが良好であるという指摘がある。

　また、月経がある女性の統合失調症例では、しばしば、エストロゲン分泌が低下する月経期、あるいは月経前に増悪することが知られている[187]。また、女性の統合失調症はエストロゲンまたはその関連製剤を投与すると、症状が改善するというデータもある[188,189]。しかし、本疾患の薬物治療の

基本は抗精神病薬であり、エストロゲンはたとえ効果があったとしても、病状を修飾するにとどまっているといわざるをえない。

脳内で、神経から神経へと刺激を伝える化学物質が神経伝達物質であり、脳が正常に機能するために重要な役割を果たしている。多くの神経伝達物質があるが、統合失調症では、特にドパミンという神経伝達物質の調節機構が失調していると考えられている。またエストロゲンは脳内のドパミンの作用を調節しており、このことが統合失調症の発症年齢や、病気経過の男女の違いの理由のひとつといわれている。

エストロゲンは男性の統合失調症とも関連があるようだ。総合失調症を発症した男性では健常男性と比較し血中のエストロゲンは低値を示しており[190]、さらに、エストロゲン投与の効果がみられたという報告もある[191]。

自閉症とエストロゲン

自閉症は、社会適応やコミュニケーションに困難があって、興味・関心の偏りや、反復する行動をとるなどの特徴がある。おそらく、神経発達過程に原因があると考えられている。注目すべきこととして、自閉症の発生には性差があり、男児のほうが女児に比べ約4倍リスクが高い。

自閉症への性ホルモンの関与を思わせる動物実験があり、自閉症と似た行動をとるオスのマウスに対し、生後すぐにエストロゲンを投与すると、その後、自閉症的行動が軽減することが確認されている[192]。さらに、自閉症の子供が子宮内にいたときの羊水中の男性ホルモン（テストステロン）濃度は高い。エストロゲンは、脳内では男性ホルモンからアロマターゼという酵素によって作られている。しかし、自閉症例では、脳でアロマターゼを作る分子機構に異常がある可能性が指摘されており、しかも男性ホルモンはアロマターゼの産生に抑制的に作用するようだ[193]。しかも実際に前頭葉のアロマターゼ含量が不足していることを示唆する研究が結果がある[193]。このような事実から、自閉症の成因として、脳の発達期の男性ホルモンとエストロゲンとのバランスの乱れということもいわれている。

性行動や母性行動に関与するホルモンであるオキシトシンは、信頼に基づく社会的活動や他人の感情の理解などに、重要な役割を果たしていることが明らかとなった。このため、社会適応能力が障害されている人への応用が期待されている。特に、人とのコミュニケーション障害があり、人間関係の構築が苦手である自閉症と、オキシトシンとの関係が注目されてい

る。自閉症に対するオキシトシンの有効性を示唆する予備的な研究もあるが、いまだ正式に承認されてなく、研究段階にとどまっている[194]。エストロゲンは、脳に対するオキシトシン作用を増強することから、自閉症の病態の一部として、エストロゲンとオキシトシンの作用が不足しているということも考えられる。

てんかんとエストロゲン

女性のてんかんの30〜50％程度が月経と関連して起こり、月経てんかんともいわれている。月経のたびに、てんかん発作を起こす女性もいる。なぜ、月経時に発作を起こすかというと、エストロゲンや黄体ホルモンが脳の興奮性と関係していると考えられる。具体的には、エストロゲンは脳の興奮性を高めることにより、てんかん発作を誘導するように作用し、一方、黄体ホルモンはエストロゲンに拮抗するように働く。従って、両者のバランスで脳の興奮性が調節されている。月経時には両者とも急激に低下するが、両者の活性の比率が大きく変化する時期でもある。両者の微妙なバランスの乱れによって、てんかんが発症しやすくなるのであろう。

月経時にみられるてんかんは、おそらくホルモンが関係している可能性が高く、閉経以降は発作が減少する。しかし、閉経前に一過性に増悪することも多い。閉経周辺期では、月経はあっても排卵がなくなることが多い。すなわち、黄体ホルモンが分泌されずにエストロゲンのみが分泌されている、つまりエストロゲン優位な状態となり、てんかんが起こりやすくなっているのであろう[195]。また、月経に伴うてんかんを経験した女性に対し、閉経後にエストロゲンを補充すると、てんかんを再度誘発することがある。しかも、エストロゲンの投与量と発作の発生率とは関連している[196]。

理由はよくわからないが、てんかん発作を経験する女性は、40歳前で閉経を迎えることが多い[197]。それ以外にも、さまざまな月経異常の発現率が高い。そのため、ホルモン補充が必要となることがしばしばある。閉経後の女性にエストロゲン製剤を投与する際に、子宮体がんを防止する目的で黄体ホルモン製剤を併用するが、黄体ホルモン製剤は発作に対し抑制的に働くので、てんかんを有する女性に対するホルモン補充の際には両者の比率を工夫すべきであろう。男性のてんかん例でも、エストロゲンの産生を抑える薬剤を投与すると、発作が軽減するという報告がある。男女ともエストロゲンがてんかん発作に関わっている可能性がある。

日内リズムの乱れとエストロゲン依存性がん

夜間に分泌されるメラトニンは生殖機能を調節する

　ヒトを含む各動物では、精神活動や諸臓器の機能は1日において特有の変動をしている。このような日内変動は概日リズムとよばれ、体内時計によって支配されている。体内時計の中枢は、脳内の視床下部の一部にあたる視交叉上核である。ここでは、目の網膜で感じた明暗刺激を検知して、その情報を脳内の豆粒大の松果体という内分泌器官に伝える。松果体は明暗刺激に応じてメラトニンというホルモンを分泌し、生殖機能や免疫機能や情動などの調節、催眠作用、抗炎症作用などに関わっている（図30）。

　メラトニンは、光刺激がない夜間に分泌が亢進し、逆に日中は低くなる。夜間におけるメラトニンの分泌は、夜行性の動物でもみられる。なお、メラトニンは動物のみならず植物や微生物にも存在している。

　生殖とメラトニンとの関連については、メラトニンは初経や閉経のタイミング、あるいは月経の周期などに影響を与えている。動物実験によるとメラトニンは卵巣を刺激する下垂体ホルモン（LH）やエストラジオールの分泌を抑え、排卵機構に影響している可能性がある。

　メラトニンは、特に繁殖期に季節性がみられる動物で重要な役割を果たしている。動物たちの出産時期は餌が確保でき、子育てに適した気候となっている。出産時期から妊娠期間を逆算して繁殖期を決めている。そのため多くの動物にとって冬場は繁殖には向いていない。北半球では冬は日が短く、メラトニン分泌は高まり、メラトニンが発情の抑制に大きく寄与していると考えられている。冬の繁殖を避けるような動物で松果体を切除しメラトニンがなくなると、冬でも発情抑制は解除される。

　羊や鹿の一部は冬に繁殖する。このような動物においても冬季にメラトニン分泌は亢進し、メラトニンはむしろ生殖機能を活性化するように働いているようだ。つまり、メラトニンは直接生殖機能に影響を与えるのではなく、生殖中枢に現在どの季節であるかの情報を送っているにすぎない。その情報をもとに、各動物が繁殖にとってベストな季節を選んでいる。

　トリなどでは、メラトニンはオスとメスを結びつけるような役割を果たしているといわれている。また最近の研究では、メラトニンは酸化ストレスによる卵子や精子の劣化を防いでいるのではないかと推察されている。

なお、アメリカではメラトニンはサプリメントとして販売されており、不眠や時差ぼけの改善という目的でしばしば用いられている。しかし、必ずしも効果に関する学術的な裏付けや長期的服用による安全性の確認が得られておらず、そのため薬剤として承認されたものではない。

メラトニンは乳がん、子宮体がんなどに抑制的に働く

いくつかの研究で、メラトニンが低下する場合に、乳がんや子宮体がんのリスクが高まることを示している。メラトニンは、乳がんなどエストロゲンが関連するがんの発育を抑える効果があるとされている。この機序として、メラトニンは性中枢に作用して卵巣機能を抑制する、乳腺からエストロゲンの産生を低下させる、乳がん細胞に対してエストロゲンが作用しにくくすることなどが考えられる[198]。

メラトニンとがんとの関連を示唆するデータとして、メラトニンが低い

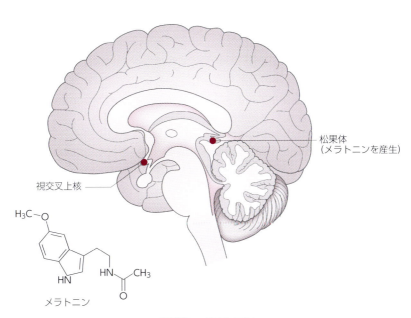

図30　メラトニン

女性では、乳がんの発生が高まるという事実がある。さらに、光刺激をまったく感じない重度の視力障害のある女性の乳がんの発生率は、光を感じることができる視力障害者の50％以下という調査報告もある[199]。視力障害が強いほど、メラトニン分泌は高まっているのだろう。

メラトニンが低い女性で増加する乳がんは、エストロゲンの受容体が陰性の乳がんであるとの報告もあり、メラトニンの低下がエストロゲン作用を弱めるということだけでは説明しにくい[200]。加えて、男性のメラトニン分泌の減少が、前立腺がんや肺がんの増加と結び付いているという報告がある。しかも、男性の視力障害者でもがん全体のリスクは低下する[201]。

このことから、メラトニンにはエストロゲンを介さないような抗腫瘍効果、例えば、腫瘍の血管新生の抑制、抗酸化作用など腫瘍に対する直接的な作用機序も考えられる。従って、メラトニンの抗腫瘍効果は、必ずしもエストロゲンが関連するがんに限られているわけではない。しかし、メラトニンの低下が直接がんの発生をもたらすという証明は簡単ではない。

夜勤は乳がんや子宮体がんのリスクを高めるのか

メラトニンは夜間の睡眠中に分泌が高まる。一方、メラトニンには抗腫瘍効果がある。すると、睡眠時間とがんの罹患率とは関係するのではないかという疑問が生じる。これに関してはいろいろな報告があるが、多くの調査結果によると、十分睡眠をとる女性では乳がん発生率が低下する傾向がある。また、メラトニン濃度が高い女性では、乳がんの発生率が低くなっていることが観察されている[202]。

夜勤をする女性では一般にメラトニンが低下する。この理由として、夜勤の環境下では光刺激にさらされ、メラトニンが十分に分泌されないことも関係しているのだろう。夜勤をしている女性では乳がんや子宮体がんの頻度が若干高くなるという研究もある(注)。

(注) 現在、夜勤そのものが、乳がんの発生に関係するという証拠はなく、夜勤のある女性が乳がんになっても、世界的には労災認定の対象とならない。ただしデンマークでは労災とみなされる。また世界保健機構（WHO）の外部機関である国際がん研究機関（International Agency for Cancer Research;IARC）では、シフト勤務自体を発がん性グループ2A（probable carcinogen:ヒトに対する発がん性がおそらくある）と認定している。

メラトニンが低いとエストロゲンが上昇する傾向があるが、夜勤中に仮眠をとると、エストロゲンのレベルは夜勤がない女性と同様となる。メラトニンと乳がんとの関連にエストロゲンが関与しているならば、夜勤中の仮眠がリスクを減らすことになるのかもしれない。タバコ、肥満、子供を産まないことなども、メラトニンの低下と関連しており、単に夜勤がよくないというのは早計かもしれない[203]。

　乳がんの発生頻度は、白人と比べてアジア系人種では比較的低い。上海在住の中国人女性を対象とした調査では、夜勤と乳がんとの関連は認められなかった。同じ東洋系である日本人女性でも同様なことがいえるかもしれない。

　子宮体がんに関しては、夜勤をしている高度な肥満女性で増加するという報告がある。夜勤によるメラトニンの低下以外に、肥満や夜勤による月経不順などが複合的に子宮体がんのリスクと関連していると考えられる。

コラム　メラトニンと抗がん剤の併用が試みられている

　ある種のがんの治療では、抗がん剤の単独よりもメラトニンを併用すると治療効果が高まるといわれている[204]。またメラトニンは、抗がん剤の毒性を軽減するという成績もある。最近、抗がん剤の効果は、それを投与する時間帯によって異なるという説があるが、これはメラトニンの分泌状態と関連する話である。ただしメラトニンは、決してすべてのがんの万能薬ではなく、標準治療薬にもなっていない。また、メラトニンをサプリメントとして服用することが、がんの予防につながるというデータはない。

エストロゲンは男性の疾患にも影響

前立腺肥大症とエストロゲン

　前立腺の良性疾患として前立腺肥大症がある。症状としては尿が出にくい、尿ががまんできない、すぐに尿をしたくなる、夜間排尿のために何回も起きるなどが特徴的である。年齢とともに罹患率は増加し、60歳を過ぎると、40％近くの男性に前立腺肥大が認められるという報告がある。

　本疾患の成因に、性ホルモンの関与が指摘されている。すなわち、男性ホルモンが低い男性には前立腺肥大はおこりにくく、また男性ホルモンの作用を抑える薬剤は、いったん肥大した前立腺を縮小させることなどから、男性ホルモンが関与することは疑いの余地はない。

　しかし、極端な男性ホルモンの分泌異常を除いては、一般に男性ホルモンの分泌量と前立腺肥大症とは関係しない。また、前立腺肥大症が発症する年代層の男性では、むしろ男性ホルモン濃度は低下傾向にある。通常、エストロゲンは男性ホルモンの作用と拮抗する。ところが中高年男性では、エストロゲン量は比較的保たれており、結果として、男性ホルモン／エストロゲン比は低下し、エストロゲン作用が相対的に優位となる。つまり、前立腺肥大症の原因は、男性ホルモンの推移では説明できない。このようなことから、エストロゲンも前立腺肥大症に直接関わっているのではないかといわれている。

　エストロゲンと前立腺肥大症との関係だが、エストロゲンは状況により、発症や進行を促す場合と、あるいは抑える場合があるようだ[205]。

　すこし詳しい話になるが、エストロゲン受容体には$α$と$β$の2種類が知られており、エストロゲンは双方に作用して組織特異的な作用をもたらす。前立腺にも両者が存在するが、それぞれの局在部位は異なる。$α$受容体を刺激すると前立腺は大きくなり、$β$を刺激するとむしろ増殖を抑える。両者の刺激のバランスにより前立腺肥大のリスクが決まるようだ[205]。また、体内には多くのエストロゲン代謝物があり、個々の代謝物によって、どちらの受容体への作用が強いかが異なる可能性がある。また、前立腺の組織においてもエストロゲンは作られており、それが病態と関わっているという説もある。なお、植物エストロゲンは前立腺肥大症に対しては予防的に作用するようだ。

前立腺がんとエストロゲン

　前立腺がんの発生率は、人種により異なる。環境による影響を除くためアメリカでの人種別の発生率をみると、アフリカ系アメリカ人では最も高く、次いで白人である。一方、日本人は増加傾向にあるとはいえ、発生率は比較的低い。面白いことに、血中のエストロゲン濃度は、アフリカ系アメリカ人＞白人＞日本人であり、前立腺がんの発生率と関連している。また、前立腺がんは年齢とともに増えるが、年齢とともに男性ホルモンは低下し、その結果、相対的にエストロゲン活性は増加する。

　前立腺では、男性ホルモンからアロマターゼという酵素によってエストロゲンに転換され、このアロマターゼが、前立腺がんの発生との関連で注目されている。マウスを用いた実験でも、アロマターゼを欠いた動物では前立腺がんができにくくなる[206]。このように前立腺がんには、なんらかの形でエストロゲンが関係しているようだ。

　男性ホルモンを低下させることが無効で、再燃してしまうような前立腺がんでは、エストロゲン投与がある程度有効である。一見、アロマターゼを欠いたマウスでは、前立腺がんにならないという事実と矛盾しているようだが、前立腺がんを増殖させる主たるホルモンは、男性ホルモンであることに間違いはないが、さらに男性ホルモンと女性ホルモンの協調的作用の乱れが、前立腺がんの背景にあるのだろう。

　また、前立腺がんと食事との関係も関心をよんでいる。植物エストロゲンは動物実験では、むしろ前立腺がんの発生を抑えるように働く[207]。理由として、植物エストロゲンはエストロゲン受容体βへの作用が強く、受容体βを介するエストロゲン作用は、前立腺の増殖を抑えていることによる。

コラム　胎児期のエストロゲンへの曝露は将来前立腺がんになりやすい？

　胎児期のエストロゲン曝露は、将来の前立腺がんのリスクと関係すると考えられる。例えば、母親が妊娠中に強力な合成エストロゲン製剤（ジエチルスチルベストロール；DES）などを投与されると、生まれてきた男児の前立腺がんのリスクが増大するのではないかといわれている[208]。

　もし事実だとすると、前立腺がんの原因は胎児期にさかのぼることになる。このことは、母親のホルモン環境が子孫の健康に影響することを物語っている。

男性の乳がんとエストロゲン

男性には乳房がないので、乳がんにはかからないと思われるかもしれないが、すべての乳がんの約1％は男性である。特に60代半ばの男性に多く、高齢化とともに男性の乳がんは増加しつつある。男性の場合は、まさか乳がんとは思わず、発見が遅れて進行していることが多く、女性の乳がんよりも治療成績は劣る。なお、わが国では欧米と比較すると、男女とも乳がんの頻度は低い。

男性の乳がんにも、エストロゲンが関係している。例えば、エストロゲンの投与、あるいは、肥満のため皮下脂肪でのエストロゲン産生が高まっている場合などでは、乳がんが発症しやすい。また、エストロゲンは肝臓で分解されるが、肝臓疾患のため肝臓の機能が低下し、エストロゲンが速やかに分解されず、体内に蓄積されてしまうときなどにも、乳がんのリスクが高まる。アルコールの多量摂取でも、肝機能が障害されて乳がんを発症しやすくなる。また乳腺に対して、男性ホルモンとエストロゲンはお互いに拮抗するように作用する。ところが、精巣の機能が低下すると男性ホルモンの分泌は低下し、相対的にエストロゲン作用が高まり乳がんが発症しやすくなる。

エストロゲン関連製剤と疾患

エストロゲン製剤はどのように利用されているか

世界で最も頻用されている薬は、女性の経口避妊薬(oral contraceptives；OC)で、通称ピルとよばれている。OCは、エストロゲンと黄体ホルモン作用をもつ物質（プロゲストーゲン、またはプロゲスティン）の両者を含有しており、いずれも人工的に合成したものである。OCを服用すると、体内のエストロゲン活性は自然な状態よりも高まり、その結果、視床下部、下垂体の機能が抑制されることにより、排卵が起こらなくなることが主たる避妊効果の機序である。プロゲストーゲン自体も、子宮に作用し妊娠を防ぐ働きがある。さらにエストロゲン単剤では、不規則な出血が起こりやすくなり、プロゲストーゲンを併用することで、規則的な出血（人工的な月経）がきちんと起こるようになる。

現在、使用されているOCは副作用を減らすために、確実な避妊効果が

得られる最小必要量に調薬されている。そのため、低用量ピルともよばれている。OCは避妊以外に月経の痛みがひどい、量が多い、あるいは月経不順などさまざまな状態に対し有効である。また、子宮内膜症に伴う月経痛の軽減の目的でも使用されている。なお、OCは痛みの軽減以外に、子宮内膜症の病巣を縮小させる効果もある程度期待できる。

エストロゲン製剤は、更年期障害などに用いられる。特にのぼせや発汗を主徴とする症状には、エストロゲン製剤が最も効果がある。また、閉経後は更年期症状以外に、骨量が低下し、そのため、骨折が起こりやすくなったり（骨粗鬆症）、エストロゲンの低下によって腟や外陰部の萎縮、血圧やコレステロールの上昇、皮膚の老化などを引き起こす。これらの進行を防ぐために、閉経後、一定期間エストロゲンを補充することが行われる。これをホルモン補充療法（hormone replacement therapy；HRT）という。なお、ホルモン補充療法を行う際には、そのメリットとデメリットを慎重に評価して判断することが大切である。

自然に閉経を迎えた女性では、ホルモン補充療法を受けるか否かは、本人のチョイスによるが、生まれつき卵巣機能が欠落している女性、あるいは45歳以前にさまざまな理由で閉経女性と同様な状態となった女性では、ホルモン補充療法のメリットが大きいので強く推奨される。

ここで付言したいこととして、避妊の場合には、自然に月経がある女性より体内のエストロゲン活性を高める必要があるが、ホルモン補充療法では、自然な状態よりも低いエストロゲンのレベルで維持することになる。これ以外に、エストロゲン製剤は、月経が不規則な場合や、月経以外の不正な出血がみられる場合に、治療薬として使用されることもある。

エストロゲン製剤で気を付けること

エストロゲン製剤を用いる際には、子宮体がんや乳がんなどがないことをあらかじめ確認する必要がある。また、投与中は定期的に子宮内膜が厚くなっていないかをチェックすることが望ましい。一般に、定期的に出血が起こるようなエストロゲンの投与がなされている場合では、予定した時期に出血がみられれば、子宮内膜の異常は否定的である。乳がんに対しては、定期的な健診を受けることが勧められる。

エストロゲン製剤で問題となることとして静脈血栓症がある。静脈の中で血液がかたまってしまうことであり、足の深部静脈などに起こりやすい。

過去に静脈血栓症の既往にある女性には、エストロゲン投与は勧められない。静脈血栓症の症状としては、痛み、赤くなって腫れるということなどがある。また、血栓が発生した場所から移動して、肺動脈につまるのが肺動脈塞栓症である。胸痛や呼吸困難を起こし生命に関わるものであり、緊急処置を要することもある。エストロゲンの量が増えるほど、リスクは高まる。静脈血栓症は、年齢の上昇、肥満、喫煙、安静などがリスク因子となる。エストロゲン製剤は、経口と皮膚に貼付するものがあるが、貼付のほうが血栓の頻度は低いといわれている[209]。また血栓の発生には人種差があり、日本人は欧米と比べ発生率は低い。

抗生物質は腸内細菌を減少させることで経口避妊薬の効果を低下させる

　現在、広く用いられている経口避妊薬は、合成エストロゲン製剤と合成黄体ホルモン製剤の合剤である。経口避妊薬の主たる避妊効果は、排卵を抑えることである。生殖年齢にある女性では、下垂体から出るゴナドトロピンというホルモンの作用で月々卵巣から排卵が起こる。経口避妊薬を飲むとゴナドトロピン分泌が抑制され、排卵がブロックされる。

　これらの経口避妊薬は、排卵を止めるために必要な最少量の合成エストロゲン／黄体ホルモンを含有しており、最少量にすることで副作用を減らしている。そのため、経口避妊薬の吸収がわずかでも阻害されると、避妊効果は低下する。

　経口避妊薬の吸収には、腸内細菌が関与している。そのため経口避妊薬を服用している女性が、抗生物質を併用すると腸内細菌が変化して、経口避妊薬の吸収が悪くなることがある。推定される機序として、抗生物質を使用していない女性では、いったん腸から吸収された合成エストロゲンは肝臓で変化して、再度胆汁中に排出され腸に出ていく。腸内の細菌の作用で、また元の化合物に戻され再吸収されることで吸収効率が高まる。抗生物質により、腸内細菌が変化すると再吸収が阻害され、合成エストロゲン製剤の血中濃度が低下するのではないかといわれている。ある種の抗結核剤を使用すると、このようなことが起こると考えられるが、それ以外の多くの抗生物質では実際に確認されていない。しかし、念のため、抗生物質を服用したときには、避妊に失敗するおそれがあるので、注意するように指導がなされている。

　体内で作られるエストロゲンは、糞便中に排泄されるが、抗生物質の服用によりエストロゲンの排泄量が増加する。腸内細菌は、なんらかの機序でエストロゲンの吸収や排泄に影響を与えているようだ。

抗エストロゲン薬とは

広義には、エストロゲンの作用を打ち消すように作用する薬剤の総称であり、以下のものがある。まず、エストロゲンの産生を抑えるアロマターゼ阻害剤、卵巣機能を抑制するGnRHアゴニスト、エストロゲンが標的組織に作用するのをブロックする薬剤、エストロゲンの受容体を分解することで、エストロゲン作用を抑えてしまう薬剤などがある。さらに、男性ホルモンや黄体ホルモン製剤などもエストロゲンの作用に拮抗することでエストロゲン作用を打ち消すように作用する。従って、以下に述べるすべての薬剤が抗エストロゲン剤ということになる。ただし、慣習的に乳がん治療の目的で用いられる薬剤や排卵誘発剤などに限定して、抗エストロゲン剤とよぶことが多い。いずれにしても、あいまいな用語であり、厳密な定義を要求される学術的論文ではあまり用いられない。

タモキシフェンまたはトレミフェン

両剤とも、エストロゲンが標的組織に作用するのをブロックする作用があるため、エストロゲン受容体が陽性の乳がんに用いられている。

タモキシフェン／トレミフェンは、閉経前で卵巣が機能している女性、あるいは閉経後で、エストロゲンが低下している女性のいずれにでも用いることができる。閉経前の乳がんでは卵巣が働いているため、GnRHアナログ（下垂体からのゴナドトロピン分泌を抑制することで卵巣機能を抑制する）と併用する。閉経後では、アロマターゼ阻害剤が用いられることが多いが、タモキシフェン／トレミフェン単独療法もありうる。

タモキシフェン／トレミフェンを閉経後の女性に投与すると、善玉コレステロールであるHDLコレステロールには影響せずに、悪玉コレステロールであるLDLコレステロールを低下させることから、動脈硬化を遅らせるような影響をもたらすと考えられる。ただし、注意すべきこととして、子宮内膜に対しては弱いながらエストロゲン作用がある。その結果、長期使用すると子宮体がんの発生率が高まるので、投与期間を限定している。また投与中は、婦人科医にて子宮内膜の状態を定期的に観察してもらうことが勧められる。

クロミフェン

無排卵による不妊女性に対して、排卵誘発の目的で投与される。無排卵／無月経女性では、エストロゲン分泌が著しく低い場合と、ある程度保た

れている場合がある。クロミフェンが適応となるのは後者である。このような排卵障害は、視床下部の機能異常が原因である。エストロゲンの主たる産生源は卵巣であるが、卵巣機能は下垂体から分泌されるゴナドトロピン（FSHとLHの2種類）により制御されている。下垂体は、さらにその上位にある視床下部から出る物質、ゴナドトロピン放出ホルモン（GnRH）により刺激されている。エストロゲン分泌が少ないとGnRH分泌が促進され、逆に多くなると、GnRH分泌は抑制される。クロミフェンはエストロゲン作用を抑えるので、視床下部は、あたかもエストロゲンが低下したかのように錯覚し、GnRH分泌を高める。その結果、下垂体からのゴナドトロピン分泌が増し、卵巣が刺激され排卵が誘発される。

● **ラロキシフェン**

選択的エストロゲン受容体モジュレーターといわれるものである。エストロゲンは、いろいろな臓器に対してさまざまな作用を発揮する。選択的エストロゲン受容体モジュレーターとは、ある臓器に対してはエストロゲンとして作用し（エストロゲン作動薬＝エストロゲンアゴニスト）、別の臓器に対しては、エストロゲン作用をブロックする（エストロゲン拮抗剤＝エストロゲンアンタゴニスト）ように作用する。なお、選択的エストロゲン受容体モジュレーターという概念は、ラロキシフェンの開発により広く知れわたったが、広義に解釈すると、前述のタモキシフェンやクロミフェンもこれに属するものである。また、植物エストロゲンの多くも同様な性質をもっている。

ラロキシフェンは、骨や脂質代謝に関してはエストロゲン作動薬として働き、子宮や乳腺に対してはエストロゲン拮抗剤としての効果を発揮する。つまり、骨密度を維持、増加させ骨を強化するとともに、乳がんの発生を抑えるように作用する。そのため、骨粗鬆症の治療薬として広く用いられている。ほかの骨粗鬆症の治療薬はもっぱら骨のみに作用するが、ラロキシフェンは骨を守る効果のほかに、乳腺に作用して乳がんを予防する効果がある。加えて、脂質代謝に好影響（悪玉コレステロールを低下させる）を及ぼすことが期待される。静脈血栓症、ほてりなどのリスクは若干高まるというデメリットはあるが、骨以外の部位への副次効果があるという点でユニークは薬剤といえる。しかしながら、ラロキシフェンにはのぼせ、発汗などの更年期症状を和らげる作用を欠くので、更年期症状には無効である。

エストロゲン製剤を使用するときは、子宮内膜に対する増殖作用を抑えるため、子宮がある女性では黄体ホルモン製剤を併用投与するが、ラロキシフェンには子宮内膜の増殖作用がないため、黄体ホルモン製剤を必要としない。

◉ バゼドキシフェン

　ラロキシフェンと同様に、選択的エストロゲン受容体モジュレーターに属する。骨に対してはエストロゲン様作用を発揮し、乳腺や子宮に対してはエストロゲンと拮抗する働きがある。また、静脈血栓症やほてりが、わずかながらみられるというのもラロキシフェンと同様である。現在骨粗鬆症の治療薬として処方されている。ラロキシフェンとはほぼ同じ性質とされているが、各臓器、組織に対してのエストロゲン様作用や、抗エストロゲン作用の強さに軽度の相違がある。このため、どちらを用いるかに関しては、骨粗鬆症の治療以外にどのような効果を期待し、どのような副作用を避けたいかという個々人の選択になる。

◉ フルベストラント（fulvestrant）

　エストロゲン受容体に結合することで内因性のエストロゲンの作用を阻害し、さらにエストロゲン受容体を分解することで、エストロゲン作用をすべてブロックするといわれている。閉経後の進行性乳がんや、一般的なホルモン療法に耐性となっている乳がんなどに対しての効果が期待されている[210]。

◉ アロマターゼ阻害剤

　アロマターゼとは、体内でエストロゲンを作る酵素（男性ホルモンからエストロゲンへ転換する）である。この酵素を抑えることで、エストロゲンの産生を抑制する。現在、乳がんの治療薬として使用されている。アロマターゼ阻害剤は、閉経前で卵巣が活発に働いている女性の卵巣機能を完全に抑えるのは難しい。そのため、閉経後で卵巣機能が著しく低下した女性を対象として、わずかに残っているエストロゲン分泌能を抑える目的で使用される。従って、閉経後の乳がんの治療に利用されている。また、卵巣以外に乳腺などの局所におけるエストロゲン合成を阻害し、局所のエストロゲン量を低下させることも治療効果と関係する。閉経後の乳がんの治療後の予後には、タモキシフェンより優るという報告がある。また、タモキシフェン投与に引き続いて投与することも行われている。アロマターゼ阻害剤による治療中は、エストロゲンが著しく低下するため、骨量の低下

に注意を要する。乳がんの治療以外に、クロミフェンと同様に排卵誘発効果が知られているが、標準的な治療薬とはみなされていない。

● ゴナドトロピン放出ホルモン作動薬（GnRHアゴニスト）

　GnRHとは脳内の視床下部から分泌され、下垂体に作用して卵巣を刺激するホルモンであるゴナドトロピンの分泌を刺激する物質である。GnRHアゴニストとは人工合成されたGnRH類似物質であり、GnRHより強力でしかも分解されにくいという特徴がある。GnRHアゴニストを投与すると、一過性にゴナドトロピン分泌は高まる。（これをflare upという）。しかし、1～2週間経過すると下垂体はGnRHに対して反応しなくなり、そのため、逆にゴナドトロピンの分泌は抑制される。（これをdown regulationという）。すると、卵巣からのエストロゲン分泌は抑制され、その結果、あたかも閉経後の女性と似た状態となる。エストロゲン値を低下させるため、エストロゲンが関わる病気の治療に用いられる。婦人科疾患としては、エストロゲン低下により改善する子宮内膜症、子宮筋腫などの治療薬となっている。

　また、不妊治療のひとつである体外受精の際にも使用される。この場合には自然の排卵を抑え、望ましいタイミングで卵を採取するためにGnGHアゴニストを用いる。

乳がんの薬物療法として、特に、閉経前で卵巣からエストロゲンが相当量出ている場合には、GnRHアゴニストをタモキシフェンと併用することを勧める向きもある。お気付きのことと思うが、GnRHアゴニストはのぼせ、発汗、気分の落ち込みなど更年期症状と似た副作用がある。しかも、骨量が急に減少するため良性疾患では、投与期間を6カ月間以下とすることが望ましく、乳がんでも、骨量をみながら慎重に用いることが勧められる。この場合、しばしばタモキシフェンと併用される。タモキシフェンは骨量を保持する作用があり、従って、GnRHアゴニストをタモキシフェンとともに使用する限りは、骨量への影響は比較的少ない。なお、GnRHアゴニストは精巣にも作用して、テストステロン分泌を抑えるので、前立腺がんの治療薬としても利用されている。

● ゴナドトロピン放出ホルモン拮抗薬（GnRHアンタゴニスト）

　GnRHの作用をブロックすることで、GnRHが下垂体に作用できなくなる。そのため、投与して短時間で卵巣からのエストロゲン分泌が低下する。本剤の治療対象となる疾患は、GnRHアゴニストと同様である。しかし、

投与後増量していかないと効果が薄れるため、長期間の投与には難がある。そのため、現在短期間の投与で目的を達することができる体外受精の卵採取の前処置として用いられている。

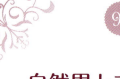

9章 自然界や環境中のエストロゲン

自然界とエストロゲン

エストロゲン様物質はすべての生物にある

　エストロゲンは、細菌に近い放線菌や酵母でも認められている。また、ステロイドホルモンの合成に関係するいくつかの酵素は、微生物でも同定されている。カビの一種であるミズカビは水槽の中で発育し、金魚などに害を及ぼす。ミズカビはオスとメスがあり、性ステロイドホルモンに類似しているアンテリジオール（antheridiol）を作る。これは性フェロモンの一種であり、カビの増殖に関わっている。このように生物の起源である微生物でも、エストロゲン様物質が存在していることは、生物の進化の過程でエストロゲンは常に生命体にとって、基本的な役割を果たし続けてきたのであろう。

　軟体動物の生殖腺にもエストラジオールが含まれている。昆虫には、エクジソンというエストロゲンの始原ともいうべきホルモンが知られている。さらに、カイコなどの昆虫、魚類、両生類、爬虫類、鳥類などでは、ヒトにおける最も活性の高いエストロゲンであるエストラジオールが検出されている。動物のみならず、植物でも種々のエストロゲン様物質が確認されており、エストロゲンあるいはエストロゲン様物質は、多くの生物にとって不可欠な物質といえるのだろう。

　生物が地球に誕生して以来、今日に至るまで、あらゆる生物はエストロゲン、あるいはそれと類似の作用をもつ物質なしでは生きながらえることはできなかったのであろう。エストロゲン様物質は、あまねく生物の成長や繁殖に重要な役割を果たしていると思われる。

植物とエストロゲン

　60〜80％の植物にエストロゲンや男性ホルモンが存在している。ザクロやナツメヤシには特にエストロンが含まれている。また、妊娠中に大量に分泌されるエストロゲンであるエストリオールは、ネコヤナギにも含まれている。ヒトにみられるエストロゲン以外に、植物に特有なエストロゲンもある。例えばイソフラボン類、クメスタン、リグナンなどである。また、動物にあるエストロゲンと類似の構造をしているブラシノステロイド（blassinosteroid）も多くの植物にみられる。ブラシノステロイドは花粉、

種、葉などにみられる。ブドウの皮、ブドウ酒、ピーナッツなどはレスベラトロール（resveratrol）という植物エストロゲンを含有している。これ以外に、後に述べる昆虫に存在するエストロゲン様物質であるエクジソンも植物に存在する。

エストロゲンは植物の細胞分裂、根や茎の伸長、開花、花粉の形成など成長や繁殖に関係している。加えて、ストレス抵抗性を高め病気から守る作用も有する。女性ホルモン様の物質が植物にも存在し、しかも、動物の成長や生殖と相似の作用を発揮していることは興味深い。植物に含まれるエストロゲン様物質は何種類あるのか見当がつかない。植物に含まれるエストロゲンを総称して、植物エストロゲン（フィトエストロゲン phytoestrogen）という。

昆虫とエストロゲン

昆虫には、エクジソンというエストロゲン様のホルモンがあることを既述したが、エクジソンには脱皮を促す作用がある。さらに、卵の主要成分である卵黄蛋白質の合成・分泌にも関係することから、エクジソンは、昆虫の成長や繁殖に重要な役割を果たしていると考えられる。昆虫は、餌として摂取した植物に含まれる物質をもとにエクジソンを合成している。このように、エストロゲン様物質は植物や動物など生物界全体で、個体の成長や種の保存に関係しているのであろう。

興味あることに、エクジソン様物質はある種の植物にも存在し、特にほうれん草に多く含まれている。植物のエクジソンは、昆虫などの節足動物に対し、ホルモン様作用を発揮する[211]。一般にホルモンが過剰に作用すると、そのホルモンの本来の作用が障害される。エクジソンを含む植物をたくさん食んだ昆虫は繁殖が抑えられ、その結果、昆虫と植物との生態系のバランスが保たれていると考えられる。

では、エクジソンは哺乳類ではエストロゲンと似た作用を有するのだろうか。

去勢ラットを用いて更年期障害のモデルを作成し、そのラットにエクジソンを投与すると、エストロゲンと同様にのぼせ（ホットフラッシュ）を抑える効果が認められた[212]。さらに、去勢ラットに対し脂肪の蓄積を抑制し、筋肉を増すように作用する。高齢化社会を迎え筋力低下による運動障害は切実な問題となっており、エクジソン様物質のヒトへの応用が期待

される。さらに、エクジソンは善玉コレステロール（HDLコレステロール）を増やし、悪玉コレステロール（LDLコレステロール）を減らすことが確認された。これらの作用は、ヒトにあるエストロゲンと類似したものである。しかしながら、子宮の増大作用はみられないことから、ヒトが作るエストラジオールやエストロンといった強力なエストロゲンとは、作用のスペクトラムは異なるものである。いわば、骨粗鬆症の治療薬である選択的エストロゲン受容体モジュレーターの一種とみなすことができる[213]。なお、昆虫でもヒトにおける代表的なエストロゲンであるエストラジオールやエストロン、あるいは男性ホルモンの存在も知られている。

植物のエストロゲン様物質は殺虫剤として利用

　エクジソン様の物質を含む植物をとると、エクジソンの作用が障害され昆虫の繁殖は抑えられる。そのため、エクジソン受容体と結合する物質は、殺虫剤・農薬として利用されている。このような物質は自然界にも存在し、蓄積性がなく比較的環境にやさしい殺虫剤として注目されている[214]。例えば、アザディラクチンという物質がある。アザディラクチンは古くからインドで薬木とみなされてきたニーム（別名インドセンダン）という木に存在し、特に実に多く含まれる。アザディラクチンの殺虫効果は、エクジソンの受容体と結合する以外にもいくつかの作用機序によりもたらされる。

　アザディラクチンは、昆虫以外にラットの生殖機能を損なうが、昆虫と比較して、はるかに高い濃度でないと作用しない。さらに、土壌や地下水などに混入すると、4日程度で分解されるので蓄積性がない。よって、ヒトに対する影響はまず心配ないとされている。

　エストロゲン様物質は、多くの植物やすべての動物に存在しており、それぞれの個体の成長や繁殖に重要な役割を果たしている。さらに、アザディラクチンに例示されているように、エストロゲン様物質は、植物や草食動物との生態系のバランスを保つことにも寄与していると考えられる。

　エクジソン受容体に結合する殺虫剤は、人工的にも合成されている。これらによって、害虫以外の昆虫も同じように影響を受けることにもある。エクジソンの受容体と結合する殺虫剤はミツバチへの影響はほとんどないといわれているが、果樹園で多量に使用すると、ミツバチの幼虫の発育を妨げる可能性も否定はできない[215]。

エストロゲン作用がある物質は生物全体へ影響する

　生物の進化の過程を振り返ると、あらゆる動物にあるエストロゲン受容体は共通の祖先型から進化したものである。ちなみに、ステロイドホルモンにはエストロゲン以外に黄体ホルモン、テストステロン、副腎皮質ホルモンなどがある。これらに対応する受容体が存在するが、各受容体は、すべてエストロゲン受容体から派生したものである。従って、昆虫のエストロゲンにあたるエクジソンの受容体も、いわばヒトを含む哺乳類のエストロゲン受容体の親戚のようなものである。このような視点に立つと、エクジソンの受容体を標的とする農薬は、哺乳類には作用しないといっても、まったく安全であるということを立証するのは大変困難である。

　このような推測を支持する事実として、環境中に存在する合成化学物質であるビスフェノールA（代表的な内分泌かく乱物質＝環境ホルモン）はヒトを含む哺乳類のエストロゲン受容体に結合して、エストロゲンの作用を乱すが、エクジソン受容体にも結合する。またエクジソンは哺乳類のエストロゲン受容体に作用するが、それに加え、植物中に存在するイソフラボンやフラボンという物質は、ビスフェノールAと同様ヒトと昆虫の受容体に結合し影響を与えるようだ[216]。このように、さまざまな生物に存在するエストロゲンは、種を越えて多くのエストロゲン様物質の受容体に作用することはよくみられる。

　実際にエクジソンは、細菌や原虫などの増殖に抑制的に働く。またラットなどの哺乳類では、エストロゲン作用とされる悪玉コレステロールの低下、糖代謝の改善作用なども観察されている。さらに、エクジソンはマウス、ブタ、ヒツジなどの成長を早める作用がある[217]。これらは有害な作用とはいえないが、胎芽（初期の胎児）に対する毒性も指摘されている。

コラム　ポパイの力のもとは ほうれん草⁉

　アメリカの映画でポパイという水兵が、窮地に陥った時にほうれん草の缶詰をほおばると急にパワーアップして敵を蹴散らす場面を記憶されている方は多いだろう。最近の研究でほうれん草には昆虫のエストロゲンに相当するエクジソンと類似の物質が含まれており、それが実際にヒトを含む哺乳類の筋細胞を増やすことが認められている。しかも筋細胞に対する作用はエストロゲン受容体βを介するものである。

植物エストロゲンとは

植物エストロゲンは動物の生殖機能に影響する

　植物エストロゲンを含むクローバーなどの牧草を食べたメスの羊が、不妊となるという報告が20世紀半ばにされている。特に、クローバーを大量に食べた羊に不妊、流産などが多いことから、クローバー病といわれていた。メス畜牛でも植物エストロゲンにより、不妊となることが知られている。

　植物エストロゲンを多量に摂取したメスの動物の乳腺や子宮は肥大し、高エストロゲンの状態を呈している。エストロゲンが持続的に高値をとると、排卵が起こらず不妊となる。また卵巣が嚢胞状に腫れてくる。なお、植物エストロゲンをエサから除くと、生殖機能は回復する。

　植物エストロゲンが影響するのはメスのみであり、オスの動物には見た目には明らかな影響がない。しかし、オスのウシに多量の植物エストロゲンを食べさせると、乳腺が肥大する、お乳が漏れる、さらに精子機能が低下するなどの変化が起こる。

　牧草の中で特にマメ科の植物にエストロゲン様物質が含まれているが、これらの物質はクメスタンやイソフラボンというものである。エストロゲン様作用をもつが、その活性は、われわれの身体にある代表的なエストロゲンであるエストラジオールの各々約1／1,000、1／10,000ときわめて弱いものである。これ自体は弱いエストロゲンとして作用する一方、われわれの体のある内因性のエストロゲンの作用を打ち消すように作用する。すなわち、内因性のエストロゲンがないか、少ないとエストロゲン作用が前面に出る。他方、内因性のエストロゲンが多いと、その作用を低下させる。羊や畜牛では、内因性のエストロゲンが比較的少なく、エストロゲンとして作用して高エストロゲン状態となり不妊を惹き起こす。一方、ヒト（生殖年齢にある女性）では内因性のエストロゲンが高く、若干その作用を弱めるが、生殖機能には大きな影響は及ぼさないだろう。さらに、羊のように主食がクローバーというようなことはなく、羊やウシの話をそのままヒトにあてはめるわけにはいかない。

　植物エストロゲンは植物自体にとって重要な物質であるのに加え、草食動物を撃退するという意義もある。すなわち、植物エストロゲンを含む植

物を動物が大量に食むと生殖機能が低下し、食べ尽くされることを免れることになる。このように、植物に含まれるエストロゲン様物質は、植物と動物との生態系のバランスを保つことにも大きな役目を果たしてきたと思われる。

植物エストロゲンは動物の行動に影響する

　アフリカに生息しているサルのオスは、植物エストロゲンが豊富な木の葉を食べるほど、血中のエストラジオールの濃度が増えてくる[218]。なお、エストラジオールは強力な内因性のエストロゲンであり、植物エストロゲンを摂取しても、それがエストラジオールに変化することはない。

　オスのサルでエストラジオールが増えると、オス同士で喧嘩したり追っかけたりすることが多くなり、攻撃性が高まるようになる。同時に、メスザルとの接触が盛んになる。このような変化は、生殖本能が活発化するということである。興味あることに、植物エストロゲンの摂取により、エストロゲンとともに副腎皮質ホルモン（コルチゾール）の分泌も増加する。コルチゾールは、喧嘩というストレスに耐えるために必要なホルモンである。

　植物エストロゲンを多量に食むと、草食動物は不妊となることを述べた。この場合は、植物エストロゲンはメスの生殖臓器に対して内因性のエストロゲンと拮抗する作用を発揮することで不妊となるのだろう。

　一方、木の葉を食べるサルの場合には、生殖行動が旺盛となり、繁殖には有利な状態となる。この説明として、オスのサルの性中枢において内因性のエストロゲンと拮抗的に働くことで、性中枢は、エストロゲン作用が低下した場合にみられるような反応をする。つまり、エストロゲンを増やそうとして精巣への刺激を強めるようなホルモンをたくさん分泌することによって、テストステロンの分泌が高まる。テストステロンの一部は、エストロゲンに転換されるため、エストラジオールが増えるのだろう。ちょうど、排卵がない不妊女性の治療薬として、抗エストロゲン薬を使用することと同じ原理である。

　このような事実から、動物は繁殖を盛んにするために植物に含まれるエストロゲンを利用してきたという見方もできる。一方では食べ過ぎると攻撃性が低下し、逆におとなしくなって繁殖能力が低下することもある。

　ラットのメスでは、一定量のイソフラボンを摂食すると、繁殖行動が低下する。このように、植物エストロゲンは動物の生殖行動を左右している。古来植物と草食動物とはお互いに生態系のバランスを保つような共生的な関係を維持してきたのだろう。

なぜ植物のエストロゲンはヒトに働くのか

　植物エストロゲンは、私たちの体内にあるエストロゲン（内因性エストロゲン）と比べて、エストロゲンとしての作用はたいへん弱い。また、植物エストロゲンは薬剤のところで説明した選択的エストロゲン受容体モジュレーターの一種である。内因性エストロゲンは子宮、乳腺、骨、筋肉、神経系、血管系、肝臓など、全身の多くの臓器に対して作用するが、植物エストロゲンはこれらの臓器の一部にしか作用しない。しかも、植物エストロゲンは200種以上あるが、各々が作用する臓器の種類や作用の強さはお互いに異なっている。

　一般にホルモンは受容体を介して作用を発揮し、特定のホルモンは、そのホルモンのみが結合する受容体に結合することで作用を発揮する。植物エストロゲンは体内に入るとエストロゲン受容体に結合して、弱いながらエストロゲンとして作用する。ここで疑問をもたれるだろうが、本来受容体とは、特定のホルモンにしか結合しないはずである。

　では、内因性エストロゲンと化学構造がまったく異なり、しかも200種類以上もある植物エストロゲンはどうしてすべて動物のエストロゲン受容体と結合できるのだろうか。

　その説明として、数多くあるホルモン受容体のなかで、エストロゲン受容体のみが"変わり者"ということになる。つまり、一般にホルモンの受容体はそれに対応するホルモンとしか結合しないが、エストロゲンの受容体は、化学構造式のごく一部が内因性エストロゲンと共通ならば、すべてエストロゲンとして認識して結合してしまう。"変わり者"という意味は、その受容体に結合する物質を厳密に選択しないということであり、寛容でおおざっぱな受容体ともいえる。

　では、どうしてエストロゲン受容体は"変わり者"なのだろうか。

　その理由は以下のとおりである。あらゆる生物は、その生存や繁栄のためにエストロゲン、あるいはエストロゲン様物質を必要としてきた。また生物の進化の過程で、エストロゲン（様物質）は著しく異なっている。一方、生物の進化の過程でエストロゲン（様物質）がその作用を発揮するために、必要なエストロゲン受容体は種を超えてあまり変化してこなかった。つまり、著しく異なっているエストロゲン（様物質）をすべてエストロゲンとして認識してきたことで、すべての種は存続し、進化を遂げて現在に至っているのだろう。従って、ヒトにあるエストロゲン受容体もヒトがたどっ

てきた進化の過程で、エストロゲン類似の作用をしていた物質を幅広くエストロゲンとして認識することになる。ただし、植物エストロゲンはエストロゲン受容体と結合するが、結合の仕方は、植物エストロゲンごとに微妙に異なる。この結果、エストロゲンとしての作用も植物エストロゲンごとに異なってくる。このことが、それぞれの植物エストロゲンが作用する組織やその強さの多様性をもたらしている。

さまざまな疾患の予防効果が期待されている植物エストロゲン

　植物エストロゲンは、のぼせ、発汗などの更年期障害の症状を軽減する効果も報告されている。さらに、閉経後の女性が植物エストロゲンを規則的に摂取すると、骨量の減少が鈍化し、骨粗鬆症のリスクを低下させることが期待できる。しかしながら、これらの効果は摂取量や人種などによって異なり個人差もある。漢方として用いられている生薬にも、植物エストロゲンは含有されており、その効果の一部は、エストロゲン作用の可能性がある。例えば葛根湯、甘草、高麗人参などには植物エストロゲンが含まれている。

　更年期障害の改善の目的などで、閉経後の女性にエストロゲンの補充がなされることがある。しかし、エストロゲン製剤の使用に際しては、静脈血栓症の発症や乳がんのリスクも考慮しなくてはならない。一方、植物エストロゲンは静脈血栓症と関連するという報告はなく、乳がんに対しては、むしろ発生を抑えるように作用するといわれている。エストロゲン製剤の代替として、植物エストロゲンが今後普及していくことが予想される。

　本来、乳がんの発生率が低いアジア系女性がアメリカに移住すると、乳がんの罹患率が高まることから、乳がんと生活環境、食生活などとの関係に関心がもたれていた。特に、日本を含む東アジア地域の食生活の特徴は、大豆など植物エストロゲンを比較的多量に摂取していることである。アジア人は大豆を1日10〜50gとるのに対し、アメリカ人はその1割程度といわれている。アジアでも、都会に居住し欧米化した食生活の女性では、乳がんのリスクが高まっているという事実がある。このようなことから、植物エストロゲンは、乳がん発生を抑える効果があるのではないかという期待が寄せられている[219]。

　なぜ、植物エストロゲンは乳がん抑制効果が期待できるのか。

　乳がんの多くは、エストロゲンがその発生の誘因の1つである。一方、

内因性のエストロゲン濃度が一定量を超えている女性が植物エストロゲンを摂取すると、エストロゲン作用は、むしろ減弱することになる。このため、乳がんの発生を抑えるように働くことになると考えられる。さらに、植物エストロゲンが乳腺でのエストロゲンの産生を抑えているようである。また、疫学調査や動物を用いた研究によると、思春期前に植物エストロゲンを投与すると、乳がんの発生を抑えることが示唆されている[220]。植物エストロゲンの乳がん予防的効果は、エストロゲンとして働くのではなく、抗エストロゲンとしての作用によるものである。

　乳がん以外にも、男性ホルモンがリスクとなりうる前立腺がん、あるいは大腸がんに対しても、植物エストロゲンは予防的効果を発揮するのではないかという専門家の意見もある[221]。アメリカの調査では、豆乳を毎日摂取している男性は前立腺がんの発生率が低下すると示されている[222]。わが国の調査でも、65歳以上でしかも前立腺がんの腫瘍マーカーが軽度上昇し、前立腺がんのリスクが高い男性が、代表的な植物エストロゲンであるイソフラボンを摂取することでがんの進行を遅くする作用があるようだ[223]。オスのラットの実験でも、植物エストロゲンの投与により、テストステロンが低下し、前立腺の重量が減ることが確認されている[224]。植物エストロゲンのこのような作用は、前立腺肥大や前立腺がんの予防効果を示すものである。

乳がん、子宮体がんの治療後に植物エストロゲンは安全か

　エストロゲンが発症に関係している乳がんや、子宮体がんを患っている、あるいは治療後の女性が、植物エストロゲンを摂取してよいのだろうか。

　閉経後女性のエストロゲンは、血中の男性ホルモンから脂肪組織でエストロゲンに転換されるものが多い。植物エストロゲンは、男性ホルモンからの転換を阻止する可能性がある[225]。さらに、内因性のエストロゲンがある程度存在していると、植物エストロゲンが内因性のエストロゲンと拮抗することで、むしろエストロゲン作用を減じることになる。また、さまざまな野菜や果物を摂取していれば、それらに含まれる植物エストロゲンの作用スペクトラムは、互いに異なり相殺されることがある。そのため、特定の臓器に対するエストロゲン作用が加重されることはない。従って、乳がんや子宮体がんの治療歴のある女性は、バランスのとれた食生活をしていれば、植物エストロゲンの摂取は問題とはならないだろう。しかし、サプリメントなどにより、特定の植物エストロゲンのみを毎日過剰に長期にわたって摂取するのは、控えたほうが無難であろう。

植物エストロゲンの取り過ぎはいけないのか

　植物中に最も多く含まれるエストロゲンは、イソフラボンである。イソフラボンは、主に豆科の植物に多く含まれている。ヒトが摂取するイソフラボンとしては、大豆中のものが最も多い。日本人は豆腐、納豆、みそ、豆乳などから1日10〜30mgのイソフラボンを摂取している。10〜20代では10mg程度の場合も多いが、年齢とともに食生活に気をつけるようになり、50〜60代ではおよそ25mg摂っている。どの程度取るのが理想かは、性別、年代によっても異なるが、大豆製品を十分に取るとイソフラボンとして30mg程度になる。

　生殖年齢にある女性が、大豆製品を主食とするほどたくさん摂取すると、草食動物と同様に卵巣機能が障害される可能性はあるだろう。また、妊婦が大豆製品などを過剰に取り過ぎると、イソフラボンは胎児にも移行する。もし、胎児が男子で生理的レベルを超えたエストロゲンに曝露されると、外性器の形成異常が生じる可能性がある。しかし、現実には大豆を主食とするようなことはきわめてまれであり、通常のバランスのとれた食事を採っている限り、このような心配は無用であろう。ただし、菜食主義の女性が大豆類に偏重した食生活を続けることは、少なくとも妊娠中は避けたほうがよいだろう。

　新生児がエストロゲンにさらされると、その後の性分化に影響が及ぶことが動物実験で知られている。乳児を大豆乳で育てると、血中イソフラボン濃度は、内因性エストロゲン濃度の13,000〜22,000倍になる。イソフラボンは内因性エストロゲンの生物活性の1/1,000程度ではあるが、生殖器の形成や、思春期後の生殖機能への影響は完全には否定できない。

　大豆乳はこれまで安全とされてきたが、最近のアメリカの調査によると、大豆乳で育った女児は将来子宮筋腫が若干増えるといわれる[226]。これが事実だとしても、食生活が大きく異なる東洋人に当てはまるかは疑問である。

　閉経後の女性が、ホルモン補充療法的効果を期待して、イソフラボンのサプリメントを摂取することがある。2006年に厚生労働省は大豆イソフラボン摂取量の上限値を設定した。なぜ、上限量を設定するに至ったかの理由として、自然の食材を摂取する限りイソフラボンの過剰摂取が問題となることはまずなかった。しかし、近年健康ブームの結果、サプリメントや特定保健用食品、あるいは、イソフラボン強化食品などが登場し、従来ではありえない量のイソフラボンを効率的に摂取することが可能となったからである。このようなことを背景として、厚生労働省はイソフラボンの1日量の上限を70〜75mgに定めた。日本人は、通常の食生活で20〜25mg程度摂取しているので、特定保健用食品などで上乗せされる摂取量の上限は30mgまでが望ましいとした。なお、月経のある女性が毎日100mgのイソフラボンを取っても、内因性のホルモンには影響しないという報告もある[226]。

　では、取り過ぎた場合には、どのような問題が起こりうるのだろうか。

　具体的には、閉経後女性が70〜75mg以上のイソフラボンを5年間以上にわたり

9章 自然界や環境中のエストロゲン

摂取した場合には、子宮内膜が増殖し、子宮体がんのリスクが増すかもしれないということである。ただし、子宮内膜増殖症はがんとは異なるものであり、エストロゲンの摂取量を減らせば、消失することが多い。また、婦人科医のチェックがあれば、適切な対応ができる。繰り返しになるが、特殊な食事を長期継続しない限りは、食品中に含まれる大豆イソフラボンなどの取り過ぎを気にする必要はない。

腸内細菌と植物エストロゲン

腸内細菌は植物エストロゲンを強力にする

　ある種の植物エストロゲンは、摂取されるとそれが腸内細菌によって活性の高いエストロゲンに変化する。大豆中の植物エストロゲンであるイソフラボンは、ダイゼイン、ゲニステイン、グリシテインの3種類に分類される。このうちダイゼインは、小腸下部や大腸に存在する腸内細菌によってエクオール（equol）という物質に変わる。ダイゼインがエクオールに変わると、植物エストロゲンとしての作用は、さらに増強するといわれる。

　興味あることに、エクオールを作る細菌がある人とない人がいる。エクオールは尿中へ排泄されるが、エクオール産生菌があるかないかで、エクオールの総排泄量は10倍以上の開きがある。エクオールを作る細菌を欠く人でも、わずかなエクオールはできているが、植物エストロゲンから受ける健康上のメリットは多少弱まっていると考えられる。なお、ウシ、ブタ、トリなどヒト以外の動物でもエクオールは作られる。ヒトでは、20種類以上の腸内細菌がエクオールを産生することが知られている。

　日本、韓国、台湾、中国人などの東洋系の人種では、50％以上の人がエクオールを作る細菌を持っているが、欧米では30％弱しかエクオール産生菌を保有していない[227]。なお、明らかな男女差は認められていない。東洋人のほうがエクオール産生細菌の保有率が高く、このことが、東洋人では乳がんや前立腺がんが比較的少ない理由の1つと考えられる。なお、前立腺がんに関しては、テストステロンはリスクを高める因子であり、エストロゲンは抑制的に作用する。

　どうしたら、エクオールを作る細菌を獲得できるのだろうか。
　食事、腸内の環境、遺伝などにより決まると考えられているが、詳しいことはわかっていない。食事に関しては大豆、野菜、緑茶、炭水化物など

をよく取る人のほうが、エクオール産生菌が多くなるという調査結果がある。特に、大豆を発酵させた味噌、納豆、テンペなどがエクオールの原料として最適であると思われる。現在、エクオールを産生する細菌は、どうしたら増えるのかという研究が精力的になされている。

腸内細菌によりエストロゲンに変わる物質がある

　食料植物に含まれる植物エストロゲンは、大豆などに含まれるイソフラボンとリグナンなどが代表的なものである。リグナンはゴマと似ている亜麻という植物の種（アマニ）、ゴマやオオムギ、ライムギなどの穀物、ブロッコリー、ニンニク、ニンジン、マメなどに含まれる一群の化合物である。多くのリグナンは、それ自体エストロゲン作用を示さず、腸内細菌によって代謝されて初めて、エストロゲン活性をもつエンテロラクトンという物質に変化し、それが体内に吸収される。東洋人は日常豊富な植物エストロゲンを摂取しているが、西洋人にとっては、リグナンは希少な植物エストロゲンとなる。なお、前述のエクオールと異なり、多くの人がリグナンをエンテロラクトンに変えることができる。

　ラットでは、リグナンは乳がんの発育を抑える。ヒトでも、たくさんのリグナンを摂っている女性では、乳がんの罹患率が低くなるという報告がある[228]。乳がん以外に前立腺がんの予防効果なども注目されている[229]。さらに、悪玉コレステロールを下げ、動脈硬化の進行を防ぎ、心筋梗塞や糖尿病のリスクを下げるのではないかという期待もある。

　リグナンは、大豆由来の植物エストロゲンであるイソフラボンと同じような作用をする。従って、日常大豆製品をたくさん摂っている東洋人では、リグナンの上乗せ効果があるかは不明である。

腸内細菌は前立腺がんを予防できるのか

　エクオールは抗男性ホルモン作用を併せもっている。テストステロンはさまざまな細胞にある男性ホルモン受容体と結合して、男性ホルモンとして作用する。しかし、前立腺や皮膚などではテストステロンは細胞内に取り込まれ、DHT（ディハイドロテストステロン）に転換され、DHTが男性ホルモン受容体と結合することで男性ホルモン作用を発揮する。またエクオールは、エストロゲン作用以外に、DHTに結合して、DHTが男性ホルモン受容体に結合できなくしてしまう[230]。

高齢化社会を迎え、前立腺肥大や前立腺がんは次第に増加している。前立腺の病気には男性ホルモンが関与している。腸内細菌が作るエクオールは、男性ホルモン作用をブロックするため、前立腺疾患の予防に有効であろうと期待されている。東洋人のエクオール産生細菌の保有率は、欧米人と比べ高いことを既述したが、このことが東洋人では比較的前立腺疾患が少ないことと関係していると考えられている。さらに、日本の調査では、エクオールができない男性のほうが、前立腺がんが多いという結果が出ている[231]。

コラム　ヒトと腸内細菌とは共生

　ヒトの体は約60兆個の細胞で構成されている。一方、ヒトの腸内では毎日約100兆個の腸内細菌が作られ、それを糞便中に排出している。便の70〜80%は水分であるが、それを除いた1/3程度は腸内細菌である。腸の中にはこんなにも多くの細菌が生息し、ヒトと共生している。腸内細菌は、腸内という棲みかを提供してもらうことと引き換えに、ヒトに栄養物や身体に必要な物質を供給し、さらに、腸内に悪い細菌が繁殖するのを防いでいる。

　腸内細菌の意義として、これまであまり知られていなかった側面として、腸内細菌がわれわれのエストロゲン代謝に密接に関わっているということである。植物が作るエストロゲン様物質を食べると、それが腸内にある細菌でさらに異なった活性をもつ物質に転換される。その物質は、ヒトや動物の内因性のエストロゲンや男性ホルモン作用を修飾することにより、性ホルモンが関係するがんの発生や閉経後の女性の健康状態などにも影響を及ぼしているようだ。このように考えると、腸内細菌を正常に保つということは、健康維持にきわめて重要な意味をもつことになる。

　植物、細菌、ヒト・動物といった異なった生物種は、われわれが意識することなく共同作業を行って、われわれの健康を左右しているということになる。高度に進化を遂げ、知性が生み出した科学技術により自然界を支配しているかに思える人類でも、自然界のこのような協調関係によって、多大な恩恵を受けていることを銘記すべきである。

内分泌かく乱物質・環境ホルモン

内分泌かく乱物質とは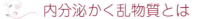

　内分泌かく乱物質とは、主に人間の営みによって発生した環境中に存在する化学物質で、ヒトを含む動物のホルモン作用を及ぼすもの、あるいは、さまざまな機序で内因性のホルモン作用を阻害することで、個体やその子孫に有害な影響をもたらす物質を指す。具体的には、エストロゲン様作用を示すものが圧倒的に多い。エストロゲン様作用を有する物質は、エストロゲン類似の作用と、逆に、エストロゲン作用を阻害する作用を併せもっているものが多い。

　エストロゲンは、生殖に直接関わるものである。エストロゲンが適切な時期に、その標的組織に対して適正な作用を及ぼすことによって生殖臓器が正常に発育し、正しく機能することが可能となる。このため、エストロゲン作用のわずかの乱れでも、生体の機能を乱すおそれがある。

　現在のところ、野生動物で内分泌かく乱物質の影響が報告されている。例えば、オスのワニの生殖器の異常、メスの巻貝のオス化、アザラシの生殖機能の低下などが報じられている。しかし、ヒトへの明らかな影響は、後述する合成エストロゲン製剤の母体投与による女児の異常以外には明らかな確認はされていない[232]。

　内分泌かく乱物質として、エストロゲン様物質以外には男性ホルモン作用を阻害したり、強めたりするもの、あるいは甲状腺ホルモンの作用に影響を及ぼすものなどがある。

　わが国では内分泌かく乱物質というよりも、環境ホルモンとよばれることが多い。ホルモンとは本来生体内に存在するものであるが、内分泌かく乱物質は外因性の物質であり、しかも生体内に存在する本物のホルモンとは化学構造も作用も異なるので、厳密にはホルモンではない。また、多くの環境ホルモンは、エストロゲン様の作用を発揮することから、環境エストロゲンともよばれている。

内分泌かく乱物質と毒物との違い

これまで生物にとって危険な薬剤は、毒性が問題となって毒物として扱われてきた。毒物とは神経系、免疫系、循環系、呼吸系など生体の重要な機能システムに対して、本来の生態系に備わっている機能調節の仕組みとはまったく異なる機序で、悪影響を与えるものである。従って、毒性は毒物の量と相関することになる。

一方、内分泌かく乱物質は、本来身体が作るホルモンの作用を乱すことで悪影響をもたらすものである。ホルモンはごく微量で作用するので、その作用を乱すのもごく微量のかく乱物質で十分である。逆に、内分泌かく乱物質の量が多くなると内分泌かく乱作用が減弱することもあるし、あるいは、毒物として作用することもある。例えば、代表的な内分泌かく乱物質であるダイオキシンは、多量に摂取すると、強力な毒性を発揮するが、低い濃度で曝露されると、内分泌かく乱作用が前面に出る。

また一般に、内分泌かく乱物質による影響は、胎児が最も大きく、成人男子では影響がほとんどないことが多い。ちなみに、われわれが薬として用いている物質も、多量に摂取すると毒物となりうる。また、薬剤も本来治療の対象とならない人が服用すると、有害な作用のみが出る毒物となることもある。

以前、強力な合成エストロゲン製剤であるジエチルスチルベストロール（DES）は、流産防止の目的で妊婦に投与されたことがあった。しかし、生まれてきた女児に生殖器の奇形やがんが発生することで使用禁止となった。DESは、母体に薬剤として使用したが、胎児に対しては内分泌かく乱物質として作用したといえる。つまりDESは状況により、薬剤であるとともに、内分泌かく乱物質でもある。DESに例示されるように、物質の属性として毒物、内分泌かく乱物質、あるいは薬剤などと固定的に分類できるものではない。それが作用する対象により呼び方が変わることになる。

内分泌かく乱物質にはどういうものがあるのか

有機塩素化合物は、代表的な内分泌かく乱物質である。例えば、有機塩素系殺虫剤であるDDT（1971年に使用禁止）、絶縁体として使われてきたポリ塩化ビフェニル（PCB、1972年に製造禁止）、合成洗剤や殺虫剤であるアルキルフェノール類などがある。最も注目されてきたのはダイオキシン類である。正確にはポリ塩化ジベンゾパラジオキシン（通称ダイオキシン）、ポリ塩化ジベンゾフラン、コプラナーPCB（多くのPCBのなかで最も毒性が強い）の3つを総称したものである。なお、ポリ塩化ジベンゾパラジオキシンのなかで、2,3,7,8―4塩化ジベンゾパラオキシン（TCDD）は最も毒性が強い。

さらに、海生生物の付着を防ぐ防汚剤として、船底に塗布する塗料で広

く用いられていたトリブチルスズ（TBT、1990年に使用禁止）がある。メスの貝類（イボニシなど）にペニスが発生し、個体数が減少していることと、トリブチルスズとの関連が指摘されている。

また、多くのプラスチック製剤の原料となっていたのが、ビスフェノールAである。動物実験で母体に投与すると、きわめて微量で胎仔や産仔に影響が出たことから、妊婦や乳幼児に対する影響が懸念される。特に、食器などから溶出して体内に入ることが危惧されたが、現在では溶出量が規制されている。また食器としてはビスフェノールAを用いないものが普及している。

アトラジンは、除草剤として世界中で利用されており、アメリカでは最も繁用されている。これはエストロゲン合成酵素に影響を与える可能性が指摘されており、近年における世界的なカエルの減少と関連付ける調査結果もある。ヒトに対する安全性に関しては、現在研究が進行中である。なお、ヨーロッパでは2004年に使用禁止となった。また、界面活性剤の原料となるアルキルフェノール類（特にノニルフェノール）は、魚においてエストロゲン作用が確認されている。

医薬品の中には、ホルモン作用を有するものも多い。例えば、人工的に合成されたエストロゲン製剤は、ヒトや動物に使用されている。これが本来、意図したごとくヒトや動物に用いられる場合には、内分泌かく乱物質とはよばない。しかし、合成エストロゲンなどが尿尿を通じて下水に流出し、環境中に拡散することがある。またヒト（特に妊婦）や畜牛などは、自らが産生した天然のエストロゲンが尿尿を通じて環境中に拡散する。薬剤の場合には、人工的に作られたものということで、内分泌かく乱物質とみなすことには違和感が少ない。しかし、動物が作る天然のエストロゲンも魚からみると、広義の内分泌かく乱物質ということもできる。また、植物やカビが作るエストロゲン様物質も、食物としてヒトや動物の体内に取り込まれ、エストロゲン作用を発揮する。逆に、エストロゲン作用を阻害することもありうる。これらも自然界に存在する物ではあるが、広義にはヒトや動物にとっては、外因性のエストロゲンという意味で、内分泌かく乱物質として扱われることもある。

植物エストロゲンは、人類発祥以来生態系の中に存在していたものであるため、人間の営みが生み出した新たな環境問題という意味合いが強い内分泌かく乱物質のリストに加えることには抵抗がある。これに加えて、動

物は自然界に存在するエストロゲンを取り込んでも、体内で分解する仕組みを備えていることが多い。一方、合成化学物質は生体内で分解を受けにくいものが多く、生体にとっての危険度は異なる。

内分泌かく乱物質であると同定するする方法

　内分泌かく乱物質の多くは、エストロゲン作用を発揮する物質であり、実験動物や試験管の中でエストロゲン様作用を発揮するかどうかを調べる方法が用いられている。具体的には、内分泌かく乱物質のエストロゲン活性を調べるには、メスの去勢ラットに投与して子宮を大きくさせる作用があるかを観察する、試験管の中でエストロゲン受容体とどの程度結合するかを調べる、エストロゲンによって増殖する乳がん細胞を用いてその増殖活性を評価する、あるいは、ビテロジェニン試験などがある。ビテロジェニンとは魚、両生類、トリなどの卵に多く含まれる卵黄蛋白質の元になる物質である。エストロゲンの作用により肝臓で産生され、それが卵に取り込まれる。ビテロジェニン試験とは、オスの魚の肝臓や血液中のビテロジェニンを測定するものであり、オスで検出されれば、内分泌かく乱物質の影響を受けている可能性が高い。

内分泌かく乱物質の汚染はなぜ怖いのか

　合成の有機塩素化合物は、自然界で分解されるのに数百年もかかるものもあり、少なくとも曝露した個体にとっては半永久的に影響をこうむる。特に、ある種の内分泌かく乱物質は、ひとたび体内に吸収されると脂肪組織内に長年留まり、体外に排出されにくい。排出を早めることや、解毒するための有効な手段があまりない。

　ヒトにとって有害な病原菌などは、接触を避ければ感染を免れる。しかし、内分泌かく乱物質により海水が汚染されると、まず微生物に摂取され、食物連鎖により次第に大きな魚に集積し、最後にヒトの口に入ってしまう。魚を食べるわれわれは、内分泌かく乱物質を完全に避けることはできない。また、ダイオキシンは大気中や土壌に存在するため、経皮、経気道、あるいは食物により経口的に曝露されることがあり、回避するのが難しい。加えてある種の有機塩素化合物は自然界で分解されにくいため、局地的な汚染が生じても気流や潮流により地球規模での汚染に拡散することがある。

　さらに怖いことには、内分泌かく乱物質は摂取した個体にとっては、一見無害のように見えるが、子孫に何らかの影響を及ぼすことがある。例え

ば、ダイオキシンやビスフェノールAなどは、卵が育つ環境である卵胞液、胎児が浸っている羊水中などで検出される。また精液中にも存在している。また、ワニなどの卵生の動物では、卵黄中に混入してしまう。すると次世代において、性の分化の異常、生殖機能の低下などさまざまな影響が出るおそれがある。つまり汚染が進行していても、それが発見されるまでに時間がかかり、対策が後手に回ってしまう可能性が高い。

　以上のように、内分泌かく乱物質の汚染は、かつて人類が経験したことのない対応が困難な環境汚染といえよう。

どのようにしてホルモンの作用を乱すのか

　内分泌かく乱物質は、どのようにしてホルモンの作用を乱すのであろうか。
　ホルモンは、個々の細胞に作用して特有の効果をもたらす。細胞に作用する際に、細胞の外面（細胞膜）や細胞内（核）にある受容体にホルモンが結合することが、ホルモンの作用発現の最初の過程である。内分泌かく乱物質も、ホルモンと同様に受容体に結合し、その結果ホルモン様作用を表す場合と、逆に、当該ホルモンが受容体と結合できなくなって、当該ホルモン作用を阻害する場合がある。それ以外にホルモンの産生、移送を乱すこともある。あるいは、ホルモンには活性型と非活性型があるが、その比率を変えることでホルモン作用に影響を及ぼす物質もある[227]。また、受容体の数や質に影響を及ぼすことで、ホルモン作用を修飾することもありうる。

健康への影響にはどのようなものがあるのか

　身体への影響は2つに分けられる。1つは子宮内で曝露されたものが生後もその影響が持続し、生殖機能などに障害をもたらすものである。2番目は曝露を受けた個体が、その後、健康上の問題を生じることである。内分泌かく乱物質で特に問題なのは前者である。

　胎児期の曝露に関して、ヒトへの影響が明らかになっているのは、強力な合成エストロゲン製剤であるジエチルスチルベストロール（DES）である。既述のとおり、かつて流産の治療目的で500万人近い妊婦にDESが投与されたが、1970年代には使用は禁止されている。胎児期に曝露された女児に生殖器の形態異常、思春期の早発化、月経の異常、流産率の上昇などが確認されている。さらに、腟がんや乳がんのリスクの増加なども報告されている。乳がんの発生は40歳以降に高まるため、半世紀ほど経過し

ないと子宮内曝露による影響が明るみに出ない。このことが内分泌かく乱物質の研究の困難さのゆえんである。なお、DESには流産予防効果がないことは、後に証明された。また、DESは1990年代に、進行している前立腺がんや閉経後の乳がんの治療薬として利用されていたが、現在では製造が中止されている。

　DESよりもはるかにエストロゲン活性の弱いビスフェノールAに曝露されたメスマウスでも、生後に乳がんが発生しやすくなる[233]。さらに、子宮内でビスフェノールAに曝露されると、通常ではがんを起こさない程度の少量の発がん物質により、がんが誘発されることが動物実験で確認されている。従って、母体のDES投与でみられた影響はDESに特異的なものではなく、エストロゲン活性をもつ物質全般に共通な影響と思われる。

　サルを用いてダイオキシンが子宮内膜症の誘因となるという報告、あるいは子宮内膜症の女性では血中ダイオキシン濃度が高いという観察などがある[234]。しかし、ダイオキシンと子宮内膜症との因果関係はいまだ意見の一致をみていない。

　ポリ塩化ビニールに関しては、母親の曝露がヒトの胎盤の機能に影響するという発表もあり、胎児への影響は完全には否定できない[235]。

　男児が内分泌かく乱物質に曝露されると、精子数の減少や尿道下裂などの外性器異常、精巣腫瘍などの報告がある[236]。しかし、時代を超えて比較するという難しさがあり、内分泌かく乱物質の曝露との因果関係は実証されたとはいいがたい。なお、オスのマウス胎仔ではわずかな量のDESなどのエストロゲンに曝露されると前立腺が大きくなり、後に、前立腺がんなどのリスクが高まることが報告されている。一方、高濃度のエストロゲンに曝露されると、後に前立腺は小さくなる[237]。このように、オスの生殖器は子宮内のエストロゲン作用にきわめて敏感である。さらに強調したいこととして、子宮内のホルモン環境による影響は、生後も半永久的に持続するということである。

　曝露を受けた個体に問題が生じる事例として、農薬の影響がある。DDTなどの有機塩素系農薬は内分泌かく乱物質とみなされている。現在はほとんどの国で使用が禁止されているが、いったん体内に取り込まれると長期間残留する。また、発展途上国などでは、いまだにマラリア駆除などの目的で用いられている。有機塩素系農薬は、弱いエストロゲン作用、あるいは抗エストロゲン作用を有し、エストロゲンが関連するがんのリス

クを高める可能性が指摘されている。有機塩素系農薬の血中濃度が高い人ほど前立腺がんの頻度が高いという調査結果がある[235]。さらに、有機塩素系農薬と乳がんや子宮体がんなどとの関連を示唆する論文もあるが、因果関係は確固たるものではない[238]。

いくつかの内分泌かく乱物質の血中濃度は、早期に思春期を経験する少女には高いという報告がある[239]。この点に関しても、内分泌かく乱物質の種類、曝露の程度、時期、遺伝、生活環境などを考慮しなければならず、因果関係は単純ではない。

魚、貝、ワニなどでは、内分泌かく乱物質による生殖器の発達異常、性分化の異常はよく知られているが、ヒトにおける内分泌かく乱物質に起因する明白な有害事例は、DES以外には知られていない。しかしながら、内分泌かく乱物質の地球規模での拡散性や長期間の残留性を考えると、ヒトへの影響も無視できないであろう。特に、胎児や乳幼児は、内分泌かく乱物質に対する感受性が高いので、疑わしい物質への曝露には気を付けなくてはならない。

内分泌かく乱物質から身を守るにはどうしたらよいのか

内分泌かく乱物質は経口、気道、皮膚などから曝露されるが、特殊な職業や環境に身を置いていない限り、主に食物を通しての曝露に気をつければよいだろう。

これまで指摘されてきた内分泌かく乱物質の多くは、現在使用禁止となっている。また、ダイオキシンの発生量も焼却処理過程の改良によって減少し、環境中の許容量をはるかに下回っている。従って、現時点では、それほど神経質になることはないだろう。あえて注意をするとしたら、特定の食品を毎日反復して、多量に摂取するのは避けたほうが無難であろう。また、ダイオキシンなどは、脂肪組織に長期間とどまるために、肥満を避けるということも意味があるだろう。さらに、便秘により腸内容が長く腸内にとどまると、吸収量が増えることもある。便秘を避けるために、繊維成分に富んだ野菜、豆、海草、穀類などを多く取ることも勧められるだろう。

ヒトへの直接的な影響ではないが、一部の魚や貝類などでは下水などを通して内分泌かく乱物質にさらされることにより、オスの性分化が障害され繁殖能力が低下するということが、現在も進行している可能性がある。この結果、生じる生態系の乱れが漁業などに及ぼす可能性にも注視しなければならない。

参考文献

1) Melamed M, et al. Mol Endocrinol 11, 1868-1878 (1997)
2) Schneider J, et al. J Biol Chem 259, 4840-4845 (1984)
3) Lotinun S, et al. J Endocrinol 170, 165-174 (2001)
4) 山本大輔編集　行動の分子生物学　シュプリンガー・フェアラーク 2000
5) MacCarthy MM. Adv Exp Med Biol 395：235-245 (1995)
6) Saltzman W, et al. Progress in neuropsychopharmacology and biological psychiatry. 35：1192-1204 (2011)
7) Jasienska G, et al. Proceedings of the Royal Society London B 271：1213-1217 (2004)
8) Zelazniewics AM, et al. Arch Sex Behav 40：1129-1135 (2011)
9) Swami V, et al. Br J Psychol 100：313-325 (2009)
10) Puts DA, et al. Horm Behav 63：13-19 (2013)
11) Bellis MA, et al. Animal Behav 40：997-999，(1990)
12) Tarin JJ, et al. Hum Reprod 17：2243-2248 (2002)
13) Roney,JR, et al. Horm Behav 53：14-19 (2008)
14) Duvillard L. al. J Clin Endocrinol Metab 95：2140-2146 (2010)
15) Madsen EM, et al.J Biol Chem 279：55271-55276 (2001)
16) Gettler LT, et al. PNAS 27：16194-16199 (2011)
17) Gray PB, et al. Evol Hum Behav 23：193-201 (2002)
18) Barrett ES, et al. Horm Behav 63：72-79 (2013)
19) Pomerantz SM, et al. Horm Behav 20：489-500 (1986)
20) Zucker KJ, et al. Horm Behav 30：300-318 (1996)
21) Raskin K, et al. J Neuroscience 29：4461-4470 (2009)
22) Joseph AA, et al. J Pediatr Endpcrinol Metab 24：1071-1075 (2011)
23) Garcia-Falgueras A, et al. Brain 131：3132-3146 (2008)
24) Savic I, et al. Prog Brain Res 186：41-62 (2010)
25) Baykan EK, et al. J Clin Res Pediat Endocrinol 6：129-132 (2013)
26) Gleicher N, et al. Reprod Biol Endocrinol 9：116-127 (2011)
27) Van Geel TA, et al. Eur J Endocrinol 160：681-687 (2009)
28) Glaser RL, et al. Brit J Dermatol 166：274-278 (2012)
29) Xu X, et al. J Clin Endocrinol Metab 84：391-398 (1999)
30) Kahn SM, et al. J Endocrinol 175：113-120 (2002)
31) Naaz A, et al. Horm Metab Res 34：758-763 (2002)
32) Barros RP, et al. Proc Natl Acad Sci USA 103：1605-1608 (2006)
33) Elizabeth W. The New York Times March 30 (2012)
34) Docomoni DM, et al. Front Zool 3;10 (1) .60.doi10:1186／1742-9994-10-60 (2013)
35) Walvoord EC. J Adolesc Health 47：433-439 (2010)
36) Dreher JC. et al. Proc Natl Acad Sci USA 13：2465-2470 (2007)
37) Butera PC. Physiol Behav 99：175-180 (2010)
38) Frye CA, et al. Physiol Behav 55：193-197 (1994)
39) Compagnone NA, et al. Proc Natl Acad Sci USA 95：4678-4683 (1998)
40) Kaludjerovic J, et al. J Nutr Metab 2012：837901.doi：10.1155／2012／837901．
41) Albrecht ED, et al. Int J Dev Biol 54：397-408 (2010)
42) Pepe GJ. Biol. Reprod. 80：1189-1195 (2009)
43) Zacholas NC, et al. Biol Reprod 67：1148-1156 (2002)
44) Sirianni R, et al. J Clin Endocrinol Metab 90：279-285 (2005)

45) Sasaki A, et al. J Clin Endocrinol Metab 64：224-229（1987）
46) Thomson M. J Physiol Biochem 69：559-573（2013）
47) Albrecht ED, et al. Am J Obstet Gynecol 182：432-438（2000）
48) Compagnone NA et al. Proc Natl Acad Sci USA 95：4678-4683（1998）
49) Campbell B. Am. J. Hum. Biol. 23：44-52（2011）
50) Sieg KG. Clin Neurosci 21：227-228（2009）
51) Chen F, et al. Endocrinol 146：4568-4576（2005）
52) Calhoun K, et al. Am J Surg 185：411-415（2003）
53) Weiner S, et al. Clin Perinatol 35：469-478（2008）
54) Dunsworth HM, et al. Proc Natl Acad Sci USA 109：15212-15216（2012）
55) Freeman EW, et al. Obstet Gynecol 117：1095-1104（2011）
56) Lisabeth LD, et al. Stroke 40：1044-1049（2009）
57) Wellons M, et al. Menopause 19：1081-1087（2012）
58) Hayatbakhsh MR, et al. Maturitas 72：346-352（2012）
59) Pokoradi AJ, et al. Am J Obstet Gynecol 205(1):34.e1-13.doi：10.1016/j.ajog.2011.
60) Parker WH, et al. Women's Health 5：565-576（2009）
61) Parker WH, et al. Obstet Gynecol 106：219-226（2005）
62) Maheux R, et al. Am J Obstet Gynecol 170：642-649（1994）
63) Aschcroft GS, et al. Nat Med 3：1209-1215（1997）
64) Margolis DJ, et al. Lancet 359：675-676（2002）
65) Bronikowski AN, et al. Science 331：1325-1328（2011）
66) Poulen M. Population Association of America 2012 Annual Meeting
67) Vina J, et al. Curr Pharm Des 17：3959-3965（2011）
68) Schoemaker MJ, et al. J Clin Endocrinol Metab 93：4735-4742（2008）
69) Morgan B, Nature 516, S10-11（2014）
70) Tchernof A, et al. Diabetes Metab 26：12-20（2000）
71) Asarian L, et al. Phil Trans Soc B 361：1251-1263（2006）
72) Bushong ME, et al. Horm Behav 28：207-218（1994）
73) Xu X, et al. Neurotoxicol Teratol 33：458-463（2011）
74) Than TT, et al. Physiol Behav 56：239-239（1994）
75) Hartmann S, et al. Food Chem 62：7-20（1998）
76) Nielsen TS, et al. J Dairy Res 79：143-149（2012）
77) Diekman MA, et al. J Anim Sci 70：1615-1627（1992）
78) Fuhrman BJ, et al. Nutr J 12：25（2013）
79) Amicis FD, et al. FASEB J 25：3695-3707（2011）
80) Dorgan JF. J Natl Cancer Inst 93：71—715（2001）
81) Baer DJ, et al. Am J Clin Nutr 75：593-599（2002）
82) Galvalner JS. Alcohol Health Res World 22：220-227（1998）
83) Koldjensen T et al. Brit Med J 317：505-510（1998）
84) Gordon GC, et al. N Engl J Med 295：793-797（1976）
85) LaVignera S et al. Asian J Androl 2：221-225（2913）
86) Napioralski JA. Program on breast cancer and environmental risk factors, Cornell University（2011）
87) Nelson R. Medscope Medical News（2009）
88) Vaiksaar S, et al. J Strength Cond Res 25：1571-1578（2011）
89) Juul A. Hum Reprod Update 7：303-313（2001）
90) Bilezikian JP. Reprod Fertil Dev 13：253-259（2001）
91) Shouzu M, et al. N Engl J Med 348：1855-1865（2002）
92) Ulrich U, et al. Arch Gynecol Obstet 268：309-316（2003）
93) Lowe D, et al. Exerc Sport Sci Rev 38：61-67（2010）

94) Riant E, et al. Endocrinol 150：2109-2117（2009）
95) Moreno M, et al. Age（Dordr）32：1-13（2010）
96) Moran AL, et al. J Appl Physiol 102：1387-1393（2007）
97) Gravholt CH, et al. Epidemiol 91：147-158（1998）
98) Nadal A, et al. J Physiol 587：5031-5037（2009）
99) Alonso-Magdalena P, et al. Nat Rev Endocrinol 7：346-353（2011）
100) Polyzos SA, et al. Curr Mol Med 12：68-82（2012）
101) Suba Z. Pathol Oncol Res 18：123-133（2012）
102) Godsland IF. Diabetologia 48：2213-2220（2005）
103) Brand JS, et al. Diabetes Care 36（4）：1012-1019（2012）
104) Appiah D, et al. Diabetes Care 37：725-733（2014）
105) Ding EL, et al. JAMA 295：1288-1299（2006）
106) O'Sullivan AJ, et al. J Clin Endocrinol Metab 86：4951-4956（2001）
107) Smith EP, et al. N Engl J Med 331：1056-1061（1994）
108) Bellefontaine N, et al. J Clin Invest 124：2550-2559（2014）
109) Kiess W, et al. Hum Res 51（3）：55-63（1999）
110) Bouchard C, et al. Endocrine Rev 14：72-93（1993）
111) Zoth N, et al. J Steroid Biochem Mol BIol 122：100-105（2010）
112) Zhu Y, et al. Science 295：505-508（2002）
113) Novella S, et al. Frontiers in Physiology 3：165-172（2012）
114) Burek M, et al. Arterioscler Thromb Vasc Biol 30：298-304（2010）
115) Resanovic I, et al. Horm Metab Res. 45：701-708（2013）
116) Hodis HN, et al. Climacteric 15：217-228（2012）
117) Schierbeck LL, et al. Brit Med J 345：e6409. doi：10.1136/bmj.e6409（2012）
118) 松脇貴志, 他. Hormone Frontier in Gynecology 14：29-35（2007）
119) Li J, et al. J Cerebral Blood Flow Metab 31：413-425（2011）
120) Schmidt PJ, et al. Ann N Y Acad Sci 1179：70-85（2009）
121) Phillips SM, et al. Psychoneuroendocrinolgy 17：497-506（1992）
122) Azcoitia I, et al. Neuroscience 191：137-147（2011）
123) Hojo Y, et al. Mol Cell Endocrinol 290：31-43（2008）
124) MacCarthy MM. Physiol Rev 88：91-124（2008）
125) Voigt C, et al. Gen Comp Endocrinol 170：180-188（2011）
126) Dougherty DM, et al. Physiol Behav 62：431-435（1997）
127) Finkelstein JW, et al. J Clin Endocrinol Metab 82：2433-2438（1997）
128) Baucom DH, et al. J Pers Soc Psychol 48：1218-1226（1985）
129) Dabbs LB Jr, et al Psychosom Med 59：477-480（1997）
130) Dabbs JM, et al. J Abnorm Child Physiol 19：469-478（1991）
131) Roselli CE, et al. Endocrinol 139：3193-3201（1998）
132) Al-Ayadhi LY. Et al. Saudi Med J 25：711-716（2004）
133) Smith LL, et al. Psychoneuroendocrinology 25：497-512（2000）
134) Tan U, et al. Laterality 6：181-192（2001）
135) Vuoksimaa E, et al. D Psychoneuroendocrinology 35：1462-147（2010）
136) Lynch WJ. Pharmacol Biochem Behav 94：43-50（2009）
137) 佐藤 研, 他. 日本禁煙学会雑誌 '7：123-126（2012）
138) Mazure CM, et al. Drug Alcohol Depend 114：68-72（2011）
139) Evans SM, et al. Horm Behav 58：13-21（2010）
140) Kerstetter KA, et al. Neuropsychopharmacology 37：2605-2614（2012）
141) 川名 敬. Hormone Frontier in Gynecology 16：51-58（2009）
142) Yu H-P, et al. Shock 31：277-237（2009）
143) Leone M, et al. Sex hormones and bacterial infections. in Sex Hormones, Dubey

　　　 RK, Ed, 237-254, InTech, Rijeka, Croatia（2012）
144）Cernetich A, et al. Infection and Immunity. 74：3190-3203（2006）
145）Klein PW, et al. Gend Med 5：423-433（2008）
146）Rivero JC, et al. J Vet Med Sci 64：457-461（2002）
147）Frink M, et al. Shock 27：151-156（2007）
148）Letchumanan P, et al. Semin Arthritis Rheum 40：298-306（2011）
149）Bakalov VK, et al. J Autoimmun 38：315-321（2012）
150）Pikwer M, et al. Ann Rheumatic Dis 71：378-381（2012）
151）Cutolo M. Rheum Dis Clin North Am 26：881-895（2000）
152）Pazos M, et al. Immunol Res 54：254-261（2012）
153）Robinson DP, et al. ProS Pathog 7：e1002149（2011）
154）Bush TL, et al. Obstet Gynecol 98：498-508（2001）
155）LaCroix AZ, et al. JAMA 305：1305-1314（2011）
156）Gompel A. Climacteric 15：18-25（2012）
157）Opatrny L, et al. Brit J Obstet Gynecol 115：169-175（2008）
158）Bözze P, et al. N Engl J Med 355：2599-2600（2006）
159）Titus-Ernstoff L, et al. Epidemiol 11：181-184（2000）
160）Ramadhani MK, et al. Epidemiol 18：208-212（2007）
161）Sacco S, et al. J Headache Pain 13：177-189（2012）
162）Allison M, et al. Arch Intern Med 158：1405-1412（1998）
163）Wang SJ, et al. Headache 43：433-438（2003）
164）MacGregor A. Cephalgia 19：124-125（1999）
165）Sacco S, et al. J Headache Pain 9：237-248（2008）
166）Jessica A, et al. Curr Opin Pulm Med 17：6-11（2011）
167）Martinez-Moragon E, et al. J Allergy Clin Immunol 113：242-244（2004）
168）Ensom MHH, et al. Ann Pharmacother 37：1610-1613（2003）
169）Blumenfeld Z, et al. Fertil Steril 62：197-200（1994）
170）Rees WDW, et al. Lancet 1：475（1976）
171）Houghton LA, et al. Gut 50：471-474（2002）41）
172）Kane SV, et al. Am J Gastroenterol 93：1867-1872（1998）
173）Nelson ER, et. Trends Endocrinol Metab 25：649-655（2014）
174）Lynch BM, et al. Recent Results Cancer Res 186：13-42（2011）
175）Kossman DA, et al. J Appl Physiol 111：1687-1693（2011）
176）Smith AJ, et al. Cancer Epidemiol Biomarkers Prev 22：756-764（2013）
177）Friedenreich CM, et al. J Clin Oncol 26：1458-1466（2012）
178）Chen W, et al. Behav Brain Res 201：8-13（2009）
179）Parry BL. Int J Women's Health 2：143-151（2010）
180）Graziottin A, et al. Menopause 15：76-81（2009）
181）Solomon MB, et al. Physiol Behav 25：250-258（2009）
182）Manly JJ, et al. Neurology 54：833-837（2000）
183）Lee DY, et al. Menopause 19：636-641（2012）
184）Shao H, et al. Neurology 79：1846-1852（2012）
185）Wharton W, et al. J Altzheimers Dis 26：495-505（2012）
186）Yao J, et al. Neurobiol Aging 33：1507-1521（2012）
187）Seeman MV. Acta Psychiatr Scand 125：363-371（2012）
188）Begemann MJ, et al. Schizophr Res 141：179-184（2012）
189）Kulkarni J, et al. CNS Drugs 26：549-557（2012）
190）Huber TJ, et al. Psychoneuroendocrinology 30：111-114（2005）
191）Kurkarni J, et al. Schizophr Res 125：278-283（2011）
192）Macri S, et al. Psychoneuroendocrinol 35：1374-1387（2010）

193) Sarachana T, et al. PLoS One 6 (2) : e17116. Doi : 10.1371 (2011)
194) Wigton R. J Psychiatry Neurosci 40 : E1-E22 (2015)
195) Harden CL, et al. Epilepsia 40 : 1402-1407 (1999)
196) Harden CL. Int Rev Neurobiol 83 : 385-396 (2008)
197) Bilo L, et al. J Clin Endocrinol Metab 86 : 2950-2956 (2001)
198) Cos S, et al. Curr Cancer Drug Targets 8 : 691-702 (2008)
199) Flynn-Evans EE, et al. Cancer Causes Control 20 : 1753-1756 (2009)
200) Rabstein S, et al. Scand J Work Environ Health 39 : 448-455 (2013)
201) Feychting M, et al. Epidemiol 9 : 490-494 (1998)
202) Malina C, et al. Gynecol Obstet Fertil 41 : 105-109 (2013)
203) Schernhammer ES, et al. J Pineal Res 40 : 116-124 (2006)
204) Bizzarri M, et al. Expert Opin Ther Targets 17 : 1483-1496 (2013)
205) Nicholson TM, et al. Differentiation 82 : 184-199 (2011)
206) McPherson SJ, et al. Endocrinol 142 : 4548-4567 (2001)
207) vanDie MD, et al. Brit J Urol 113E119-130 (2014)
208) Schranger S, et al. Am Fam Physician 69 : 2395-2400 (2004)
209) Laliberte F, Dea K, et al. Menopause 18 : 1052-1059 (2011)
210) Oakman C, et al. Future Oncol 7 : 173-186 (2011)
211) Bathori M, et al. Curr Med Chem 15 : 75-91 (2008)
212) Puri P, et al. Planta Med 78 : 109-114 (2011)
213) Seidlova-Wuttke D, et al. J Steroid Biochem Mol Biol 119 : 121-126 (2010)
214) Retnakaran A, et al. Arch Insect Biochem Physiol 54 : 187-199 (2003)
215) Abramson CI, et al. Environmental Entomology 33 : 378-388 (2004)
216) Oberdörster E, et al. J Steroid Biochem Mol Biol 77 : 229-238 (2001)
217) Lafont R, et al. J Insect Sci 1-30 (2003)
218) Wasserman MD, et al. Horm Behav 62 : 553-562 (2012)
219) Wu AH, et al. Brit J Cancer 98 : 9-14 (2008)
220) Patisaul HB, et al. Front Neuroendocrinol 31 : 400-419 (2010)
221) Cotterchio M, et al. J Nutr 136 : 3046-3053 (2006)
222) Jacobsen BK, et al. Cancer Causes Control 9 : 553-557 (1998)
223) Miyanaga N, et al. Cancer Sci 103 : 125-130 (2012)
224) Weber KS, et al. J Endocrinol 170 : 591-599 (2001)
225) Whitehead SA, et al. Hum Reprod 18 : 487-494 (2003)
226) Patisaul HB, et al. Endocrinol 31 : 400-419 (2010)
227) Setchell KDR, et al. J Nutrition 140 : 1355S-1362S (2010)
228) Mason JK, et al. Appl Physiol Nutr Metab 39 : 663-768 (2014)
229) Saarinrn NM, et al. Nutrients 2 : 99-115 (2010)
230) Lund TD, et al. Biol Reproduct 70 : 1188-1195 (2004)
231) Akaza H, et al. Jpn Clin Oncol 32 : 296-300 (2004)
232) Hilakivi-Clarke L. Breast Cancer Res 16 : 208 doi.1186/bcr (2014)
233) Doherty LF, et al. Horm Cancer 1 : 146-155 (2010)
234) Birnbaum LB. Environ Health Perspct 110 : 15-21 (2002)
235) Gu PQ, et al. Reprod Sci 19 : 181-189 (2012)
236) DeCoster S, et al. J Environment Public Health 713696, 1-52 (2012)
237) vom Saal FS, et al. Proc Natl Acad Sci USA 94 : 2056-2061 (1997)
238) Cohn BA, et al. Environ Health Perspect 115 : 1406-1414 (2007)
239) Yum T, et al. J Environ Sci Health 48 : 912-917 (2013)

あとがき

　できるだけ科学的に正確な記述を心がけたが、一方では多くの方々に理解していただくために平易な解説に努めた。両方の課題をどう整合させるかに苦労し、ときに回りくどい難解な表現になったことをご容赦いただきたい。また一般の方々にもエストロゲンの役割の全体像を理解していただくことを優先したので、厳密な意味での科学的表現としての完全性を求める方々には異論をもたれる部分もあったかもしれない。

　エストロゲンはわれわれが意識することなく精神活動や健康状態などに深く関わっていることを理解していただけたであろう。あたかも車に乗っているときには通常エンジンが回転していることは意識しない。われわれの行動もエストロゲンより駆動されるところは大きいが、日ごろエストロゲンのことは意識下にない。エストロゲンはヒトにおけるエンジンと似たような存在ともいえる。

　有性生殖を行うヒトにおいて、生殖における男女の役割が異なるために、性ホルモンによって男女は生物学的には異なる存在として特徴付けられている。高度に近代化を遂げた情報化社会を生きる男女の社会的な存在や役割、あるいは現代社会特有のさまざまな社会規範や通念に基づいた男女の振る舞い方などと、本来内在している男女の固有の属性の自然なかたちでの発現との間に離齬が生ずるようだと、性ホルモンが意図する生殖の効率性ということが後退してしまうことになる。つまり、男女間の歴然とした生物学的差異の現出を封じてしまうような社会においては、必然的に子供が減ってくるということになる。現在、わが国が直面している少子化を論じる際には、このような視点も必要だろう。断っておくが、ここで強調したいことはあくまでも男女のからだのしくみの差異であり、差別ではない。男女の差異を十分顧慮したうえで、個々人の自律的な選択が尊重されるべきである。勘ぐった見方かもしれないが、男女の差異と差別を混同し、機械的な男女平等論が広まっているような気がする。このことは男女いずれにとっても望ましい姿ではない。

人類は他の動物と一線を画し、理性、叡智により多くの生物が生息する自然界を自由自在に改変してきたように思われる。しかし種を越えて当該種の再生、繁栄に向けて一貫して暗躍している性ホルモンにより色濃く影響されているという冷厳な事実を指摘したい。また、生命の維持や子孫の繁栄に関わる生物学的しくみは、動植物と基本的には共通であるということを再認識することは重要であろう。人間はともすれば人間中心の発想に基づき、自然界に生起する現象を、科学技術を駆使して操作しようとしてきた。人類に都合がよいような自然の改変は、短期的には人類の生活を快適にするだろう。しかし世代を超えた人類への影響となると、他の動植物と一蓮托生のことが多い。人類も自然の構成員であることを自覚して、謙虚に自然界とのバランスを保ちつつ歩んで行く必要があることを強調したい。このことは著者がエストロゲンの研究を通じて学んだ最も重要な結論であった。

　終わりにあたり、拙著が刊行の運びとなったことは、いつにメジカルビュー社の原鐵夫様と清澤まや様の助力によるものであることを申し述べたい。特に本書はエストロゲンがわれわれの健康や生活といかに関わっているかを多くの方々に知っていただくことをめざしたものであるが、この点に関してはおふたりの適切な助言が大変効果的であった。ここに深甚な謝意を表する次第である。

武谷　雄二

[執筆者の略歴]

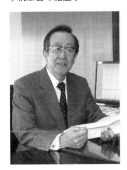

武谷　雄二（たけたに　ゆうじ）1947 年 6 月生

- 現　　在　東京大学名誉教授
　　　　　　独立行政法人　労働者健康福祉機構　理事長
- 職　　歴　東京大学医学部産科婦人科教授
　　　　　　(1992 年 4 月〜 2012 年 3 月：20 年間)
- 主な職歴
  - 日本産科婦人科学会 理事長（2005 年 4 月〜 2007 年 3 月）
  - 東京大学医学部附属病院 院長
    (1999 年 4 月〜 2001 年 3 月, 2007 年 4 月〜 2011 年 3 月)
  - 産科婦人科関連の学会等の理事長・委員長・委員　多数
  - 厚生労働省関連の委員　多数
  - その他医療・医学関連の委員　多数
- 主な出版
  - 一般書『月経のはなし』（中公新書：2012 年 3 月刊）
  - 医学専門書『プリンシプル産科婦人科学 1・2』監修　をはじめ，産婦人科関連の監修・編集　多数
- 専門領域
  - 主として，ホルモン領域，生殖内分泌領域

以上

産婦人科学読本
エストロゲンと女性のヘルスケア
生殖と健康の鍵を握るホルモンの謎

2015年 3月10日　第1版第1刷発行
2023年 6月20日　　　　第5刷発行

- ■ 著 者　武谷雄二　たけたにゆうじ
- ■ 発行者　吉田富生
- ■ 発行所　株式会社メジカルビュー社
  〒162-0845 東京都新宿区市谷本村町2-30
  電話　03 (5228) 2050 (代表)
  ホームページ http://www.medicalview.co.jp/

  営業部　FAX 03 (5228) 2059
  　　　　E-mail　eigyo@medicalview.co.jp

  編集部　FAX 03 (5228) 2062
  　　　　E-mail　ed@medicalview.co.jp

- ■ 印刷所　三美印刷株式会社

ISBN978-4-7583-1245-5 C3047

©MEDICAL VIEW, 2015. Printed in Japan

- ・本書に掲載された著作物の複写・複製・転載・翻訳・データベースへの取り込みおよび送信(送信可能化権を含む)・上映・譲渡に関する許諾権は, (株)メジカルビュー社が保有しています.
- ・ JCOPY 〈出版者著作権管理機構 委託出版物〉
  本書の無断複写は著作権法上での例外を除き禁じられています. 複写される場合は, そのつど事前に, 出版者著作権管理機構 (電話 03-5244-5088, FAX 03-5244-5089, e-mail：info@jcopy.or.jp) の許諾を得てください.
- ・本書をコピー, スキャン, デジタルデータ化するなどの複製を無許諾で行う行為は, 著作権法上での限られた例外 (「私的使用のための複製」など) を除き禁じられています. 大学, 病院, 企業などにおいて, 研究活動, 診察を含み業務上使用する目的で上記の行為を行うことは私的使用には該当せず違法です. また私的使用のためであっても, 代行業者等の第三者に依頼して上記の行為を行うことは違法となります.